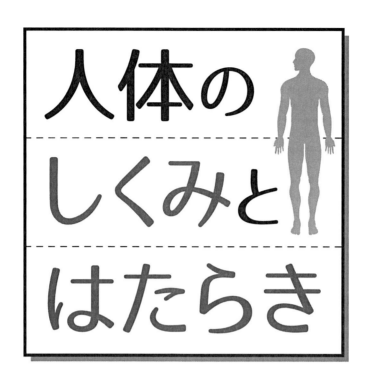

人体のしくみとはたらき

澤口彰子・栗原 久・桑原敦志・澤口聡子・田中聡一・
玉井清志・西川 彰・橋本由利子・山下喜代美・米山万里枝

［著］

朝倉書店

執 筆 者

*澤口 彰子（さわぐち あきこ）		東京福祉大学社会福祉学部教授
栗原 久（くりばら ひさし）		東京福祉大学短期大学部教授
桑原 敦志（くわばら あつし）		高崎健康福祉大学保健医療学部教授
澤口 聡子（さわぐち としこ）		昭和大学医学部客員教授
田中 聡一（たなか さとし）		高崎健康福祉大学保健医療学部教授
玉井 清志（たまい きよし）		帝京平成大学地域医療学部講師
西川 彰（にしかわ あきら）		上武大学ビジネス情報学部講師
橋本 由利子（はしもと ゆりこ）		東京福祉大学社会福祉学部教授
山下 喜代美（やました きよみ）		東京福祉大学社会福祉学部講師
米山 万里枝（よねやま まりえ）		東京医療保健大学大学院医療保健学研究科教授

（＊は著者代表，以下は五十音順）

まえがき

　日本は高齢化率（総人口に占める65歳以上人口の割合）が25％に迫る超高齢化社会である．脳卒中や認知症，パーキンソン病など，脳の老化と関連の深い疾患が今後さらに増加するものと推測される．「人体のしくみとはたらき」を学ぶ場合においても，このような老化と関連する疾患をもたらす臓器のしくみとはたらきを，正常状態から異常状態まで把握しておくことが大切である．めまいやふらつき，しびれ感，睡眠障害などの高齢者によくみられる神経内科的症状を超高齢化という観点からみていくと，人体のしくみとはたらきを理解しやすくなることが考えられる．

　一方で，医療の目標は個々のQOL（quality of life）の維持・向上に設定されている．加齢現象が進行すると，多臓器の障害が加わる複雑な病態となる．このような病態を理解するには，一つの臓器の仕組みとそのはたらきのみでなく，臓器の連合したしくみとはたらきが理解されるようにならなければいけない．このような臓器の連合したしくみとはたらきは高齢者のみでなく，成人や小児などにおいても共通している．

　「人体のしくみとはたらき」は正常状態（健康状態）と異常状態（疾病や生活環境の違い，加齢変化，災害の影響など）で異なり，また年齢差，性差によっても異なってくる．以上のことに鑑み，本書は図や表などを多く用いて，各器官系や臓器の基礎的なしくみとはたらきから，応用的な事柄まで広く理解できるように編集されている．例えば，人が走ると，人体のしくみにどのような変化が起き，そのはたらきはどのように変化するか，すなわち心臓や呼吸のはたらきはどのような症状を呈し（他覚所見），それがどのように自覚されるか（自覚所見）などの理解が培われるように試みた．

　執筆の先生方は福祉系及び医療系大学において，教育指導に当たられ，第一線で活躍されている方々である．

　また，本書の刊行に当たっては，朝倉書店編集部の方々にご尽力を賜った．深甚の謝意を表します．

2015年2月

著者代表　澤口彰子

目　次

1　身体の概要　〔山下喜代美〕

1.1　身体各部の名称とはたらき …………… 2
　（1）身体の表面での区分
　（2）身体の内部での区分
　（3）身体内部のはたらきによる区分

1.2　身体および精神の成長と発達 …………… 4
　（1）心身の成長と発達
　（2）生理的発達
　（3）こころの発達
　（4）加齢に伴う身体の変化
　（5）健康の概念

1.3　日常生活に必要な身体の機能 …………… 6
　（1）身支度を整える（洗顔）
　（2）食　事
　（3）排　泄
　（4）入　浴
　（5）活　動

1.4　解剖学的表示法の知識 …………… 8
　（1）解剖学的正位
　（2）体の断面を表現する用語
　（3）体の方向を表現する用語
　（4）関節を使った各部位の運動を表現する用語

2　細胞と組織　〔橋本由利子〕

2.1　細胞のしくみ …………… 10
　（1）細胞の大きさと形
　（2）細胞の基本構造

2.2　細胞の増え方 …………… 12

2.3　組織の種類と機能 …………… 14
　（1）上皮組織
　（2）結合組織
　（3）筋組織
　（4）神経組織

3　骨格系　〔玉井清志〕

3.1　骨の成長と構造 …………… 16
　（1）骨の成長
　（2）骨の成分
　（3）骨の構造
　（4）骨の老化

3.2　骨格 …………… 18
　（1）骨の役割
　（2）骨の形状
　（3）骨格の分類

3.3　頭部・脊柱の骨格 …………… 20
　（1）頭部の骨格
　（2）脊柱の骨格

3.4　胸郭・骨盤の骨格 …………… 22
　（1）胸郭の骨格
　（2）骨盤の骨格

3.5　上肢の骨格 …………… 24

3.6　下肢の骨格 …………… 26

3.7　骨の連結・関節の構造 …………… 28
　（1）骨の連結
　（2）全身の関節（可動性連結）の構造

4　筋系　〔西川　彰〕

4.1　筋系のしくみ …………… 30
　（1）筋の種類
　（2）骨格筋の機能
　（3）骨格筋の構造
　（4）骨格筋の萎縮

4.2　頭部・頸部の筋 …………… 32
　（1）頭部の筋
　（2）頸部の筋

4.3　胸部・腹部・背部の筋 …………… 34
　（1）胸部の筋
　（2）腹部の筋
　（3）背部の筋

- 4.4 上肢の筋 …………………………… 36
  - (1) 上肢帯の筋
  - (2) 上腕の筋
  - (3) 前腕の筋
  - (4) 手の内在筋
- 4.5 下肢の筋 …………………………… 38
  - (1) 下肢帯の筋
  - (2) 大腿・下腿の筋
  - (3) 足の内在筋

5　循環器系　〔澤口彰子〕

- 5.1 血管系のしくみ ………………… 40
  - (1) 血管の構造と機能
  - (2) 高齢者に起こりやすい血管の変化と疾患
- 5.2 心 臓 ……………………………… 42
  - (1) 心臓の位置と構造
  - (2) 刺激伝導系
  - (3) 心臓の血管
  - (4) 心 膜
  - (5) 心臓の神経
  - (6) 心臓の機能
- 5.3 循環系 ……………………………… 44
  - (1) 体循環, 肺循環
  - (2) 胎児循環
- 5.4 動脈系 ……………………………… 46
  - (1) 大動脈系
  - (2) 頭部の動脈系
  - (3) 四肢の動脈系
- 5.5 静脈系 ……………………………… 48
  - (1) 大静脈系
  - (2) 皮静脈
  - (3) 門脈系
  - (4) 奇静脈系

6　血液・造血器・リンパ系

- 6.1 造血器のしくみ ………〔澤口彰子〕…50
  - (1) 骨髄における造血
  - (2) 関連する疾患
- 6.2 血液のしくみ …………〔桑原敦志〕…52
  - (1) 血漿/血球の種類と機能
  - (2) 病気との関連
  - (3) 血漿中に溶けているもの
- 6.3 リンパ系のしくみ ……………… 54
  - (1) リンパ管・リンパ節
  - (2) 胸腺・扁桃
  - (3) 免疫機構
  - (4) 免疫記憶

7　消化器系　〔橋本由利子〕

- 7.1 消化器官と腹膜のしくみ ……… 56
  - (1) 消化器官の全体像
  - (2) 腹膜の構造としくみ
- 7.2 口 腔 ……………………………… 58
  - (1) 口腔の構造の概要
  - (2) 舌の構造
  - (3) 歯
  - (4) 唾液腺
- 7.3 咽頭・食道 ……………………… 60
  - (1) 咽頭の構造と機能
  - (2) 嚥下のしくみ
  - (3) 食道の構造と機能
- 7.4 胃 ………………………………… 62
  - (1) 胃の構造と機能
  - (2) 胃に関連した症状および病気
- 7.5 小 腸 ……………………………… 64
  - (1) 小腸の構造と機能
  - (2) 小腸での消化と吸収
- 7.6 大 腸 ……………………………… 66
  - (1) 大腸の構造と機能
  - (2) 便排泄のしくみ
  - (3) 大腸に関連した症状と病気
- 7.7 肝 臓 ……………………………… 68
  - (1) 肝臓の構造と機能
  - (2) 肝臓に関連した症状と病気
- 7.8 胆嚢・膵臓 ……………………… 70
  - (1) 胆嚢の構造と機能
  - (2) 膵臓の構造と機能

8　呼吸器系　〔澤口彰子〕

- 8.1 呼吸器系のしくみ ……………… 72

(1) 全体の位置，形態と機能
　(2) タバコ（喫煙）の有害性
8.2 鼻・咽頭・喉頭 ………………………… 74
　(1) 鼻
　(2) 喉頭の構造と機能
　(3) 喉頭と咽頭との関係
8.3 気管・気管支・肺 ……………………… 76
　(1) 気管と気管支
　(2) 肺の構造と機能
　(3) 高齢者に増加している呼吸器系疾患
8.4 胸膜・縦隔・胸郭 ……………………… 78
　(1) 呼吸運動を担う筋肉
　(2) 呼吸の神経性調節

9　泌尿器系　〔田中聡一〕
9.1 泌尿器系のしくみ ……………………… 80
　(1) 全体の位置・形態
　(2) 老化・主要な病気との関係
9.2 腎臓・尿管 ……………………………… 82
　(1) 腎臓の構造
　(2) 腎臓の血管
　(3) 腎臓の機能
　(4) 尿生成
9.3 膀胱・尿道 ……………………………… 84
　(1) 膀胱の組織学的構造
　(2) 膀胱の機能
　(3) 膀胱の神経支配
　(4) 男性の尿道，女性の尿道
　(5) 排尿・尿量調節

10　生殖器系　〔米山万里枝〕
10.1 生殖腺と性のしくみ ………………… 86
　(1) 生殖器の発生
　(2) 受精と発生，胎児の性分化
10.2 性周期とホルモン …………………… 88
　(1) 性周期に関連するホルモンと分泌場所
　(2) フィードバック機構
　(3) 性周期による子宮・膣の変化
10.3 男性生殖器 …………………………… 90
　(1) 男性生殖器

　(2) 老化（aging）・主要な病気との関係
10.4 女性生殖器 …………………………… 92
　(1) 形態・機能
　(2) 老化・主要な病気との関係（更年期障害）

11　内分泌系　〔桑原敦志〕
11.1 内分泌系のしくみ …………………… 94
　(1) 人体内のホルモン分泌器官の分布
　(2) フィードバック機構によるホルモン濃度調節
　(3) ホルモンと受容体
　(4) 老化とホルモン
　(5) メタボリックシンドローム
11.2 視床下部・下垂体・松果体 ………… 96
　(1) 視床下部
　(2) 下垂体
　(3) 松果体
11.3 甲状腺・上皮小体 …………………… 98
　(1) 甲状腺・上皮小体の構造
　(2) 甲状腺ホルモンの働きと疾患
　(3) カルシトニンと上皮小体ホルモン
11.4 副腎 …………………………………… 100
　(1) 副腎
　(2) 副腎皮質ホルモン
　(3) 副腎髄質ホルモン
11.5 性ホルモン …………………………… 102
　(1) 男性ホルモン／女性ホルモン
　(2) 精巣
　(3) 卵巣
　(4) 卵巣周期
11.6 膵島・その他のホルモン …………… 104
　(1) 内分泌腺としての膵臓
　(2) ランゲルハンス島から分泌されるホルモン
　(3) インスリン・グルカゴンと糖尿病
　(4) その他のホルモン

12　神経系
12.1 神経系のしくみ ………〔田中聡一〕… 106
　(1) 全体の位置・形態
　(2) 神経系疾患の考え方
12.2 大脳 …………………………………… 108

(1) 区　分
(2) 構造と働き
(3) 老化・主要な病気との関係
12.3　脳幹・小脳 …………………… 110
(1) 脳幹の構造と働き
(2) 小脳の構造と働き
(3) 老化・主要な病気との関係
12.4　脳血管・基底核 ……………… 112
(1) 位置・形態
(2) 老化・主要な病気との関係
12.5　髄膜・髄液・脳室 …………… 114
(1) 構造と働き
(2) 老化・主要な病気との関係
12.6　脊　髄 ……………〔栗原　久〕…116
(1) 構　造
(2) 脊髄の伝導路
(3) 脊髄反射
12.7　末梢神経系 …………………… 118
(1) 末梢神経系の分類
(2) 脊髄神経
(3) 脳神経
(4) 自律神経系
12.8　脊髄・末梢神経系の病気 …… 120
(1) 脊髄の病気・障害
(2) 末梢神経系の病気

13　外　皮　　〔栗原　久〕

13.1　皮膚のしくみ ………………… 122
(1) 皮膚の構造
(2) 皮膚の神経
(3) 皮膚の色
(4) 皮膚の機能
(5) 角質器
(6) 皮膚の老化・病気
13.2　皮膚腺 …………………………… 124
(1) 皮膚腺の分類
(2) 汗腺の分布
(3) 脂　腺
(4) 乳　腺
(5) 乳汁分泌
(6) 乳腺の病気

14　感覚器　　〔栗原　久〕

14.1　視覚器 …………………………… 126
(1) 眼球の構造
(2) 光受容器（視細胞）
(3) 複眼器
(4) 視野と盲点
(5) 眼の病気
14.2　平衡聴覚器 ……………………… 128
(1) 構　造
(2) 聴　覚
(3) 平衡覚
(4) 平衡聴覚器の病気
14.3　味覚器・嗅覚器 ………………… 130
(1) 味覚器の構造と機序
(2) 味覚の伝導路
(3) 味覚障害
(4) 嗅覚器の機序と機序
(5) 嗅覚の伝導路
(6) 嗅覚障害

15　小児のからだと先天性疾患　〔澤口聡子〕

15.1　小児の骨 …………………………… 132
(1) 骨の形成様式
(2) 骨の成長＝骨外形のモデリング
(3) 小児の骨の特徴＝小児には成長軟骨が存在する
(4) 骨年齢とその評価
(5) 小児の骨密度
(6) 骨代謝・骨疾患の指標
(7) 骨端部の名称
15.2　小児の骨・関節疾患 …………… 134
(1) 骨・関節疾患
(2) 骨　折
15.3　胎生循環と成人循環 …………… 136
(1) 胎　盤
(2) 胎生循環
(3) 出生直後の血行動態の変化
(4) 成人循環
15.4　先天性心疾患（1） ……………… 138
(1) 先天性心疾患の総論

(2) 先天性心疾患の分類
　(3) 先天性心疾患の血行動態・病態生理
　(4) 先天性心疾患各論
15.5 先天性心疾患（2）……………… 140

16　生体の恒常性　　〔栗原　久〕

16.1 体液の組成と水・電解質バランス … 142
　(1) 内部環境
　(2) 体液量の調節
　(3) 体液の組成
　(4) 電解質濃度の調節
　(5) 老化・主要な病気
16.2 体内の酸・塩基平衡……………… 144
　(1) 体内の酸・塩基度

　(2) 緩衝系による調節
　(3) 呼吸による調節
　(4) 腎臓による調節
　(5) 酸・塩基平衡の異常
16.3 体温の調節機構……………… 146
　(1) 恒温動物
　(2) 体温と体温調節
　(3) 発熱・解熱
　(4) 体温の生理的変動
　(5) 暑熱・寒冷
　(6) 体温と病気

索　引 ……………………………… 148

1. 身体の概要
身体各部の名称とはたらき／身体および精神の成長と発達／日常生活に必要な身体の機能／解剖学的表示法の知識

2

2. 細胞と組織
細胞のしくみ／細胞の増え方／組織の種類と機能

10

3. 骨格系
骨の成長と構造／骨格／頭部・脊柱の骨格／胸郭・骨盤の骨格／上肢の骨格／下肢の骨格／骨の連結・関節の構造

16

4. 筋 系
筋系のしくみ／頭部・頸部の筋／胸部・腹部・背部の筋／上肢の筋／下肢の筋

30

5. 循環器系
血管系のしくみ／心臓／循環系／動脈系／静脈系

40

6. 血液・造血器・リンパ系
造血器のしくみ／血液のしくみ／リンパ系のしくみ

50

7. 消化器系
消化器官と腹膜のしくみ／口腔／咽頭・食道／胃／小腸／大腸／肝臓／胆嚢・膵臓

56

8. 呼吸器系
呼吸器系のしくみ／鼻・咽頭・喉頭／気管・気管支・肺／胸膜・縦隔・胸郭

72

9. 泌尿器系
泌尿器系のしくみ／腎臓・尿管／膀胱・尿道

80

10. 生殖器系
生殖腺と性のしくみ／性周期とホルモン／男性生殖器／女性生殖器

86

11. 内分泌系
内分泌系のしくみ／視床下部・下垂体・松果体／甲状腺・上皮小体／副腎／性ホルモン／膵島・その他のホルモン

94

12. 神経系
神経系のしくみ／大脳／脳幹・小脳／脳血管・基底核／髄膜・髄液・脳室／脊髄／末梢神経系／脊髄・末梢神経系の病気

106

13. 外 皮
皮膚のしくみ／皮膚腺

122

14. 感覚器
視覚器／平衡聴覚器／味覚器・嗅覚器

126

15. 小児のからだと先天性疾患
小児の骨／小児の骨・関節疾患／胎生循環と成人循環／先天性心疾患（1）／先天性心疾患（2）

132

16. 生体の恒常性
体液の組成と水・電解質バランス／体内の酸・塩基平衡／体温の調節機構

142

1 身体の概要

1. 身体各部の名称とはたらき

(1) 身体の表面での区分

身体は，大きく頭頸部，体幹，四肢に分けられる．さらに頭頸部は頭部と頸部，体幹は胸部と腹部，四肢は上肢と下肢に分けられる（図1.1.1）．

(2) 身体の内部での区分

身体の中には，さまざまな臓器があり，それらは腔の中に入っている．脳を収めている頭蓋腔，脊髄が入っている脊柱管，胸部にあり心臓や肺がある胸腔，腹部にあり胃や腸，肝臓などがある腹腔，そして腹部のさらに下には骨盤腔がある．腹腔と胸腔は，横隔膜という膜によって分けられている（図1.1.2）．

(3) 身体内部のはたらきによる区分

人の身体は60兆個の細胞からできているといわれている．その細胞が集まって組織を作り，組織がまとまって特定の機能をもつ器官が作られている．そして，同じような機能をもつ器官の集まりを器官系と呼び，11の器官系に分けられる（表1.1.1）．

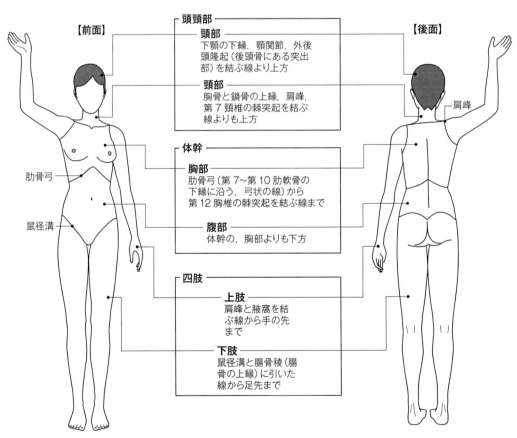

図1.1.1 身体の表面での区分

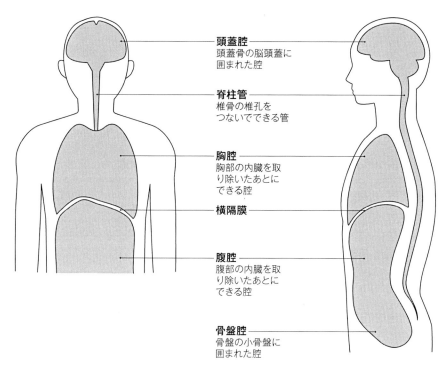

図 1.1.2　身体の内部での区分（身体の腔）

表 1.1.1　身体内部のはたらきによる区分

感覚器系	外界の刺激や情報をキャッチする器官．皮膚や目，耳，鼻，口など
神経系	集められた情報を処理して指令を出す中枢神経系と，中枢神経系からの指令を身体各部に伝えたり，全身の情報を中枢神経系に伝える末梢神経系に分けられる．中枢神経系は脳と脊髄からなり，末梢神経系はそれぞれの機能によって，自律神経（交感神経と副交感神経）と体性神経（運動神経と感覚神経）に分類される
筋系	筋は，収縮して長さを変えることでそれぞれの部位を動かすことができる．骨と骨に付着し運動を起こす筋を骨格筋という
骨格系	身体の形をつくり，支柱となっている．骨と骨のつなぎにより身体の動きを可能にし，また内臓の保護や造血機能の役割ももっている
消化器系	食べたものを消化し，体内に吸収するはたらきをもつ器官．口から食道，胃，小腸，大腸，直腸まで続く1本の消化管が中心となる
呼吸器系	活動に必要な酸素を取り込み，二酸化炭素を排出する器官．鼻，咽頭，喉頭，気管，気管支，肺などからなる
循環器系	血管と血液を循環させるポンプの役割をもつ心臓とをあわせて循環器系という．身体を作っている細胞に，必要な栄養素や酸素を届け，二酸化炭素や老廃物を回収する役割をもつものが血液であり，この血液は血管を通り全身をめぐる
泌尿器系	血液中の不要なものを体外に排泄する器官．腎臓と尿路（尿管，膀胱，尿道）からなる
生殖器系	生殖という次の世代を作り出すことに関わる器官．生殖器系は，男性と女性で異なる．また，外生殖器と内生殖器に分けられる
内分泌系	血液の流れにのって全身を循環し，特定の臓器に作用する物質をホルモンといい，ホルモンを分泌する器官を内分泌腺という
免疫系	体内に侵入した異物を排除する．マクロファージ，好中球，リンパ球などが大きな役割を担う

1 身体の概要

2. 身体および精神の成長と発達

(1) 心身の成長と発達

成長と発達という言葉は，似たような言葉ではあるが，厳密には意味が異なる．成長は，時間の変化に伴った量的な（大きさや重さの）変化を表す．それに対し，発達とは，質的な（機能や能力の）変化を表す．成長だけを考えると，一定の時期に身長の伸びも止まり，体重もそれまでのような発育としての増加は止まる．しかし発達は質的な成熟であり，生物学上一定の年齢から生理的な機能の低下をきたしはじめるが，こころは，死に至るまで発達すると考えられる．

(2) 生理的発達

アメリカの医学者であるスキャモン（Scammon, R.E.）は，ヒトの心身の発達を，一般型，神経型，リンパ型，生殖型に分類しグラフで示した．それが，スキャモンの発達曲線である（図1.2.1）．身長，体重，心臓，肝臓，腎臓などを一般型，脳，脊髄，運動機能を神経型，免疫機能に関係するリンパ組織をリンパ型，陰茎，卵巣などの生殖器を生殖型，と分類し，それぞれの発達の時期と速さに違いがあることが示されている．

(3) こころの発達

ヒトのこころの発達をいくつかの段階に分けてとらえたものを発達段階という．ドイツの心理学者エリクソンは，ライフサイクルを8つの段階に分け，それぞれの時期にはそれぞれの発達課題があるとしてまとめている（表1.2.1）．これらの発達は，大脳，特に前頭前野の機能の向上と密接に関係している．

(4) 加齢に伴う心身の変化

加齢に伴い，心身の機能は徐々に低下する（表1.2.2）．しかし，その人の日常生活の過ごし方によって，加齢に伴う心身機能の変化は個人差が大きい．平均より老化が遅い場合を健康老化といい，早い場合を病的老化という．

表1.2.1 エリクソンの発達段階説
発達の概念を生涯発達（ライフサイクル）へと拡張し，社会的・対人関係の視点から心理・社会的側面の発達を以下の8つの段階としてまとめている．

段階（年齢の目安）	発達課題	概要
①乳児期（0～1歳ごろ）	信頼感の獲得「信頼」対「不信」	母親（養育者）との関係を通じて，自分をとりまく社会が信頼できることを感じる段階
②幼児期前期（1～3歳ごろ）	自律感の獲得「自律性」対「恥・疑惑」	基本的なしつけを通して，自分自身の身体をコントロールすることを学習する段階
③幼児期後期（3～6歳ごろ）	自発性の獲得（積極性の獲得）「積極性」対「罪悪感」	自発的に行動することを通して，社会に関与していく主体性の感覚を学習する段階
④児童期（7～11歳ごろ）	勤勉性の獲得「勤勉性」対「劣等感」	学校や家庭でのさまざまな活動の課題を達成する努力を通して，勤勉性あるいは有能感を獲得する段階
⑤青年期（12～20歳ごろ）	同一性の獲得「同一性」対「同一性拡散」	身体的・精神的に自己を統合し，「自分とはこういう人間だ」というアイデンティティを確立する段階
⑥成年期初期（20～30歳ごろ）	親密性の獲得「親密性」対「孤立」	結婚や家族の形成に代表される親密な人間関係を築き，人と関わり，愛する能力を育み，連帯感を獲得する段階
⑦成年期中期（30～65歳ごろ）	生殖性の獲得「生殖性」対「停滞」	家庭での子育てや社会の仕事を通して，社会に意味や価値のあるものを生み出し，次の世代を育てていく段階
⑧成年期後期（65歳ごろ～）	統合感の獲得（自我の統合）「自我統合」対「絶望」	これまでの自分の人生の意味や価値，そして，新たな方向性を見いだす段階

それぞれの発達課題の（「○○」対「□□」）は，前「○○」がその段階の発達課題がうまく達成された場合で，後「□□」がうまく達成されなかった場合を表している．

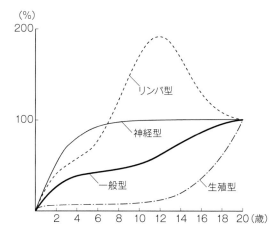

一般型：身長・体重のほか，心臓や肝臓，腎臓など．
神経型：脳や脊髄，運動機能など．
リンパ型：免疫機能に関係するリンパ組織．
生殖型：男児の陰茎・睾丸，女児の卵巣・子宮など．

図1.2.1　スキャモンの発達曲線

表1.2.2　加齢に伴う心身の変化

感覚器系の変化	外部の情報を得るセンサーとしての機能が低下する．そのため得られる情報量が減少し，判断を誤ったり，事故を生じるリスクが高くなる
神経系の変化	情報を処理し，反応するまでの時間が長くなる．また新しいことを覚える能力が低下する．
筋系	筋肉量が減少し，筋力が低下する
骨格系	骨量の減少．軟骨の弾性が低下し，関節の軟骨が変性をきたしやすくなる
消化器系	唾液の分泌量の減少，嚥下反射の低下，胃粘膜の萎縮など
呼吸器系	肺活量の低下，咳反射の低下など
循環器系	動脈の硬化，心臓の予備力の低下，心拍出量の低下
泌尿器系	腎臓による再吸収力が低下し，夜間の排泄回数が増える

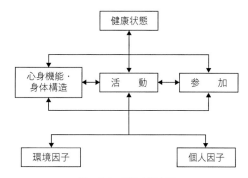

図1.2.2　ICFの概念図

表1.2.3　ICFの構成要素

定義
健康との関連において
　心身機能（body functions）とは，身体系の生理的機能（心理的機能を含む）である．
　身体構造（body structures）とは，器官・肢体とその構成部分などの，身体の解剖学的部分である．
　機能障害（構造障害を含む）（impairments）とは，著しい変異や喪失などといった，心身機能または身体構造上の問題である．
　活動（activity）とは，課題や行為の個人による遂行のことである．
　参加（participation）とは，生活・人生場面（life situation）への関わりのことである．
　活動制限（activity limitations）とは，個人が活動を行うときに生じる難しさのことである．
　参加制約（participation restrictions）とは，個人が何らかの生活・人生場面に関わるときに経験する難しさのことである．
　環境因子（environmental factors）とは，人々が生活し，人生を送っている物的な環境や社会的環境，人々の社会的な態度による環境を構成する因子のことである．

(5) 健康の概念

世界保健機関（WHO）では，「健康とは，身体的にも精神的にも社会的にも良好な状態であり，単に疾病に罹患しておらず，病弱でないということではない」としている．つまり，病気がないから「健康」ということではなく，身体的に不調がなく，精神的に不安やストレスがなく，社会の一員として社会参加ができる状態を「健康」ととらえることができる．

また，健康の概念を考えるとき，WHOの国際生活機能分類（ICF）も重要である．ICFは，人間の生活機能と障害を，アルファベットと数字を組み合わせた方式で分類するものであり，生活機能は「心身機能・身体構造」「活動」「参加」に分類され，生活機能に影響を与える要因として「環境因子」を含んでいる（表1.2.3）．

ICFの概念図をみると，それぞれのカテゴリが双方向の矢印でつながっていることがわかる（図1.2.2）．これは，それぞれのカテゴリが互いに影響しあっていることを示している．その人の活動・参加状況を考えるとき，現在の状況は，単に心身機能・身体構造に原因があるということではなく，背景因子としての環境因子や個人因子からも影響を受けているということである．これは，対人支援において，よりよい生活に向けた支援を具体化するうえでとても重要となる．

1 身体の概要

3. 日常生活に必要な身体の機能

　生きていくうえで必要なことを行う動作を日常生活動作（ADL：activities of daily living）という．日常生活動作を行うためには，身体のさまざまな機能が必要となる．それぞれの動作を行うために身体のどのような機能を使っているのかを把握することは，日常生活動作の支援をするうえでとても重要である．ひとつひとつの動作を細かく観察することで，その人ができること，できないことを把握し，できないことの原因を明らかにすることで，より自立に向けた生活への支援が可能となる．また，動作を行うために必要な身体の機能を知ることで，その機能が低下したときに日常生活動作のどの部分に支障をきたすかを予測することができる．

(1) 身支度を整える（洗顔）

意義・目的
　身支度は，自分と社会のつながりにおいて特に大きな意味をもつ．社会との関係が目的となり，身支度を整える行動に結びつく．そしてその人らしい身支度は，やる気や自信を生み，生活を活性化することにつながる．
　身支度を整えることで，清潔を保持し，感染症の予防，他者との関係において不快を与えないようにする．また，生活のリズムやメリハリをつけたり，自己表現の手段でもある．

動作の流れ	必要な身体の機能
洗顔 　洗面台などまで移動し，蛇口をひねり，水または湯を出す．前かがみになり，水または湯を手に取り，顔をぬらす．水または湯を止め，洗顔料を手に取り，泡立てて顔を洗う．水または湯を出し，洗顔料を洗い流す．水または湯を止めて，タオルを手に取り顔を拭く．	感覚機能（湯温の確認，物品の確認など） 運動機能（手の巧緻性のある動き，握力，上肢の関節の可動性や脊柱の柔軟性，目や口を閉じるための顔面の筋や関節の動き）

(2) 食　　事

意義・目的
　食事は，生命維持に欠くことのできない栄養物質を体内に取り込むことであり，口から食物を摂り入れることで，消化器官の機能の維持や脳の活性化につながる．また，おいしいものを食べたり，楽しく食べるということから精神的な満足感を得ることもできる．そして，誰かと一緒に食べたり，儀礼的な会食の席など社会的な関わりとしての意義もある．

動作の流れ	必要な身体の機能
食べやすい姿勢をとり，食べ物を判断する．はしやスプーンなどを使用し，食べ物を口に運ぶ．口に入ったものをかみ砕き，飲み込みやすい塊にして飲み込む．	感覚機能（五感を使って判断する） 運動機能（姿勢保持，手の巧緻性，上肢の関節の可動性） 消化器系の機能（咀嚼，嚥下，消化，吸収）

(3) 排　　泄

意義・目的

生命維持に必要な物質やエネルギーの産生過程で生成される不要な物質を体外へ排出する．排泄動作は，幼児期に自立し，成長に伴いプライベートな行為として習慣づけられ，当然のこととして行われている．そのため，排泄動作の自立は，精神的にも社会的にも大きな意味をもつ．

動作の流れ	必要な身体の機能
尿意や便意を感じ，トイレに移動する．扉をあけて個室に入り，便器の操作をする．衣服を調整し，腰をおろし，排泄の準備をする．排泄し，後始末をする．腰を上げて，衣服を整える．便器を操作し，排泄物を始末する．扉を開け，流しに移動し，手を洗う．	泌尿器系の機能（尿の生成，膀胱のセンサー，尿道括約筋の調整など） 下部消化器系の機能（便の生成，直腸のセンサー，肛門括約筋の調整など） 感覚機能（場所，物品の確認） 運動機能（姿勢保持，歩行機能，関節の可動性，手の巧緻性など）

(4) 入　　浴

意義・目的

入浴は，皮膚を清潔にすることで，感染症の予防，新陳代謝の促進，老廃物の排泄を促す．また，身体を温めることで，血液やリンパ液の循環を促進したり，筋肉の緊張や疲労を和らげる効果がある．さらに入浴することで，心身をリラックスさせ，気分転換や爽快感が得られ，活動意欲の向上にもつながる．そして身体の清潔を保つということは，他者に不快を与えないなどの社会的意義もある．

動作の流れ	必要な身体の機能
脱衣室まで移動し，衣服を脱ぐ．浴室に移動し，蛇口をひねり，湯を出す．温度を確認し，体にかける．体を洗い，湯で流す．浴槽をまたいで中に入り湯につかる．浴槽から立ち上がり，浴槽をまたいで出る．体の水分を拭き取り，衣服を着る．	感覚機能（場所，物品，湯温の確認） 運動機能（歩行機能，姿勢保持，関節の可動性，身体の柔軟性，手の巧緻性） 循環器系の機能（環境の変化に伴う循環器系の順応）

(5) 活　　動

意義・目的

運動機能，呼吸・循環機能など，身体のあらゆる機能は，活動によってその機能が維持されている．また，何らかの活動をするということは，そのための目的があり，生活の質の向上にもつながっている．

動作の流れ	必要な身体の機能
（歩行） 座位から立ち上がり，立位を保つ．片足に荷重をかけ，もう片方の足を上げ，前に出す．かかとから着地し，着地した足に荷重をかけ，後の足のかかとを浮かせ，前に出す．	運動機能（姿勢保持，下肢の筋力，関節の可動性） 感覚機能（周囲の状況の把握） 呼吸器系の機能（活動を継続するために必要な酸素の供給） 循環器系の機能（活動を継続するための，酸素や栄養素の供給や代謝産物の回収）

1 身体の概要

4. 解剖学的表示法の知識

(1) 解剖学的正位

人体の内部構造を示す断面や人体の2つの部位の位置関係などを示す用語を定義するために基準となる体の位置を解剖学的正位という（図1.4.1）．解剖学的正位は，直立の状態で，上肢は下げて，手掌を前方に向けて手指を伸ばし，足はかかとをわずかに離して，つま先が前方に向いている状態である．

(2) 体の断面を表現する用語（図1.4.2）

正中面は，体の中心を通って左右に分ける地面に垂直な前後方向の面である．
矢状面は，正中面に平行な面である．
前頭面は，体の左右を結び，地面に垂直な前後に分ける面である．
水平面は，地面に平行な面である．

(3) 体の方向を表現する用語

人体の2つの部位の位置関係は，中心線や中心面に対して，正反対の方向を示す対の用語で表現される（図1.4.3）．

- 内側と外側：体の正中面に近い方を内側，遠い方を外側という．
- 近位と遠位：上肢や下肢で，体幹に近い方を近位，遠い方を遠位という．
- 頭側と尾側：頭頸部や体幹において，頭の先の方を頭側，反対側を尾側という．
- 腹側と背側：体の前後の方向で，前側を腹側，後側を背側という．
- 橈側と尺側：解剖学的正位では，上肢では尺骨が内側で橈骨が外側に位置する（3.2, 3.5節参照）．このため上肢の内側を尺側，外側を橈側という．
- 脛側と腓側：解剖学的正位では，下肢では脛骨が内側，腓骨が外側に位置する（3.2, 3.6節参照）．このため下肢の内側を脛側，外側を腓側という．
- 掌側と背側：手では，手のひらの側を掌側，手背の側を背側という．
- 底側と背側：足では，足の裏側を底側，足の甲側を背側という．
- 浅と深：体表面に近い方を浅，遠い方を深という．

(4) 関節を使った各部位の運動を表現する用語（図1.4.4）

- 屈曲と伸展：2つの部位が近づく動きを屈曲，遠ざかる動きを伸展という．
- 外転と内転：前頭面において，四肢が中心線から遠ざかる動きを外転，中心線に近づく動きを内転という．
- 外旋と内旋：骨の軸を中心として外側に回転する動きを外旋，内側に回転する動きを内旋という．
- 回外と回内：前腕において，母指を上になる位置から，手掌が上を向く動きを回外，下に向く動きを回内という．

【山下喜代美】

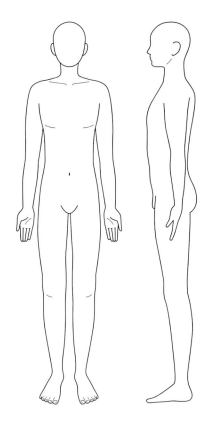

図 1.4.1　解剖学的正位

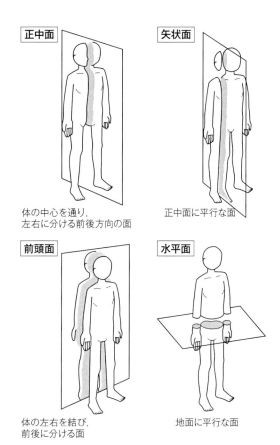

図 1.4.2　体の断面を表現する用語

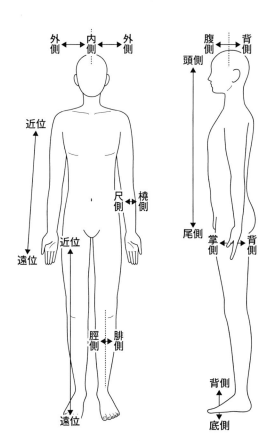

図 1.4.3　体の方向を表現する用語

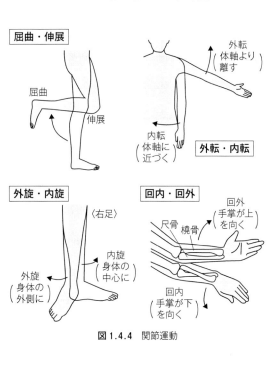

図 1.4.4　関節運動

2 細胞と組織

1. 細胞のしくみ

(1) 細胞の大きさと形

人体は約60兆の細胞からできている．細胞はその機能に応じていろいろな大きさや形がありその種類は260種類にも及ぶ（図2.1.1）．人体でもっとも小さい細胞はリンパ球で直径約5μm（マイクロメートル，1mmの1/1000），直径がもっとも大きな細胞は卵細胞で約120μmである．形は球形や立方体，紡錘形などが多いが，神経細胞のように特殊な形をしたものもある．マクロファージはアメーバのように仮足を伸ばして動き回る．精子は中にDNAが入った小さい頭と尾部をもっている．

これらはみな一つの受精卵からできた細胞である．人体はたった1個の受精卵から出発し，分裂を繰り返しながら，あるものは生殖細胞へ，あるものは筋細胞へ，またあるものは神経細胞へと分化してできあがるのである．

(2) 細胞の基本構造

細胞にはいろいろな形があるが，基本構造はほとんど同じである．人体の設計図DNAを入れている核，細胞自身を包む細胞膜，ミトコンドリア・リボソーム・小胞体・ゴルジ体・リソソームなどの細胞内小器官，そしてそれらを浮遊させている細胞質である（図2.1.2左，表2.1.1）．

核は核膜に包まれた大きな球状の構造物であり，中にはDNA（デオキシリボ核酸）が細い糸状の構造物（染色糸）として入っている．核の中にはリボソームを合成する核小体もある．核膜は薄い二重膜であり，直径50～100nm（ナノメートル，1μmの1/1000）の孔が多数開きリボソームが細胞質へと移動していく通路となっている．

細胞膜は8～10nmのきわめて薄い膜である（図2.1.2右）．細胞を周囲から分ける境界の役割を果たし，また通常は必要な物質のみ選択的に通す仕組みをもっている（選択的透過性）．細胞膜はリン脂質の二重膜構造なのでほとんどの水溶性物質を通さない．ところどころに散在している蛋白質が水や水溶性の分子などが通り抜けられるような微小な孔を作ったりそれらの物質と結合したりして，体に必要な物質の輸送を行っている．細胞膜の選択的透過性を部屋に例えてみよう．密閉性のよい部屋では外の汚れた空気が入ってくることはないが，室内の汚れた空気はまったく出て行

表2.1.1 主な細胞内小器官の構造と働き

ミトコンドリア	二重膜で包まれ内側の膜は内部に向かって柵状に出ている 細胞のエネルギーとなるATP（アデノシン三リン酸）を産生する 肝臓や心臓など活発な活動をする細胞には大量に含まれている
リボソーム	リボソームRNA（リボ核酸）と蛋白質からできている ここで蛋白質が合成される 粗面小胞体に付着しているものと自由に浮遊しているものとがある
小胞体	細胞液に満ちた槽がコイル状に巻いたような構造 細胞内の微小循環システム
粗面小胞体	表面にリボソームが付着している 蛋白質を蓄えて別の場所に輸送する
滑面小胞体	表面にリボソームが付着していないため，表面が滑らか ホルモンの合成や分解・貯蔵・輸送などさまざまな働きがある
ゴルジ体	皿のような形をした袋が数枚重なったものや小さな袋状の構造 細胞内で作られたものを蓄え加工して分泌する
リソソーム	加水分解酵素を含む袋 異物や不要になった物質を取り込み，分解して細胞外に排出する
中心体	微小管からなる一対の小さな構造体で細胞分裂の際に重要な役割をする

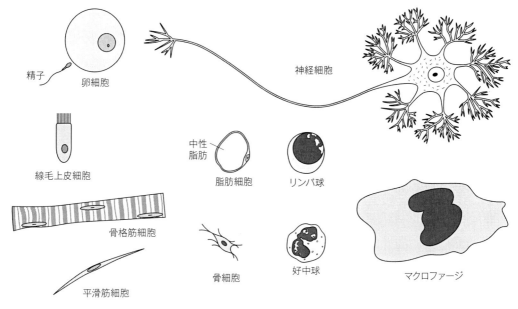

図 2.1.1 いろいろな細胞

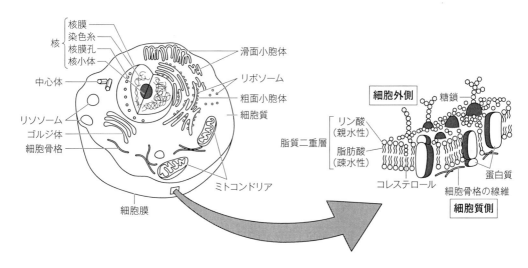

図 2.1.2 細胞と細胞膜の基本構造

かない．逆に通気性のよい部屋では室内の汚れた空気は外に出て行くが，外からも汚れた空気がどんどん入ってきてしまう．細胞膜でできた部屋なら，よい空気だけを選択的に取り入れ汚れた空気を選択的に排出するので非常に快適な部屋となる．

また細胞膜表面では糖質が外側に向かって鎖状に伸びている．この糖の鎖が蛋白質と付着したものを糖蛋白といい，血液型を決定したり細菌やウイルスと結合したりしている（図2.1.2右）．

2 細胞と組織

2. 細胞の増え方

　ヒトは成長したり器官の働きを維持したりするために細胞を増殖している．細胞は1つの細胞が2つに分裂することによってその数を増やす．これを細胞分裂という．体を作るときの細胞分裂（体細胞分裂）と生殖細胞ができるときの細胞分裂（減数分裂）とがある．

　体細胞分裂のしくみをみてみよう．体細胞分裂では自分とまったく同じ細胞ができる．前期・前中期・中期・後期・終期・細胞質分裂期に分けられる（図2.2.1）．前期ではまず複製された中心体が分かれて反対側に移動し，各中心体の間に微小管からなる紡錘体という構造が形成される．すでにDNAが複製された染色糸は2つの染色分体が結合した染色体（ヒトの場合は46本）になり，各々のセントロメア部に動原体（蛋白質）が結合する．前中期では核膜は消失し，動原体微小管は動原体を介して染色体に付着する．中期では染色体が赤道面に並ぶ．後期では動原体微小管に引かれ染色体が2つに分かれて両極の中心体に向かって動いていく．終期では染色体の周囲に核膜が形

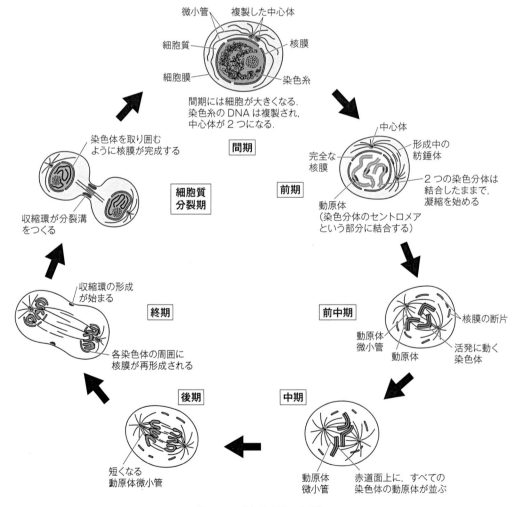

図2.2.1　体細胞分裂の諸段階

成され細胞質が中央で絞られるように狭くなっていき，細胞質分裂期では細胞質が分裂する．染色体はもとのように糸状になり核小体も現れ，もとの細胞とまったく同じものが2つできる．

細胞には増え続けるものと増えにくいものとがある．増え続ける細胞は消化管の粘膜細胞や表皮の細胞で細胞の寿命が短いため常に補充する必要のある細胞である．増えにくい細胞は骨細胞や肝細胞で必要なときまで分裂を休止している細胞である．まったく増えない細胞は神経細胞や心筋細胞で，これらは分裂能力をもたない細胞である．しかし増え続ける細胞でも一定限度がある．その限度とは染色体の末端を構成するテロメアという部分が1回の分裂ごとに短くなり，これがなくなったときが分裂の限度であるというものである．生殖細胞や癌細胞にはこのテロメアの構造を保つためのテロメアーゼという酵素が見つかっており，テロメアーゼにより癌細胞は異常に増殖すると考えられている．

分裂期（M期）と分裂期の間は間期と呼ばれ，分裂期と合わせて細胞周期という（図2.2.2）．間期は休止した時期ではなく，分裂に備えて代謝活動を行い成長している時期である．間期は3つの時期に分けられる．G_1期（DNA合成に必要な蛋白質を増加する時期），S期（DNAを複製する時期），G_2期（その他の蛋白質を増加する時期）である．細胞によってはG_1期の間にG_0期（休止期）に入るものもある．間期の長さはいろいろであるがこれはG_0期の長さの違いによる．

S期のDNA複製のしくみを詳しくみてみよう（図2.2.3）．まず，DNAの二重らせんがほどけ，ヌクレオチド（糖，リン酸，塩基でできた分子）の鎖が開く．おのおののヌクレオチド鎖は鋳型となり，新しい相補鎖を合成する．その結果，もとのDNA二重らせんとまったく同じ二重らせんが2本形成される．この相補鎖は塩基の相補性によって決まる．DNAを構成する塩基はアデニン

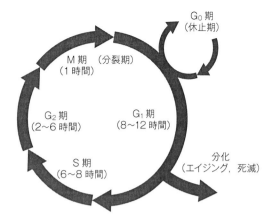

図2.2.2 細胞周期

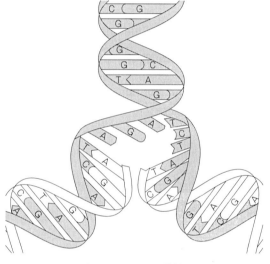

図2.2.3 DNAの複製

（A），グアニン（G），シトシン（C），チミン（T）の4種類あり，アデニンにはチミンが，グアニンにはシトシンが必ず相対する．このことによって鋳型となったヌクレオチド鎖は新しい鎖のヌクレオチドの配列を決定することができる．例えばACCGTというヌクレオチド鎖はTGGCAという新しいヌクレオチド鎖を作り二重らせんとなる．その結果，もとのDNA二重らせんとまったく同じ二重らせんが2本できることになる．

2 細胞と組織

3. 組織の種類と機能

同じ構造と機能をもつ細胞の集団を組織といい，上皮組織，結合組織，筋組織，神経組織という4種類の基本となる組織がある．これらの組織が組み合わさって人体ができあがる．

(1) 上皮組織

上皮組織は体の表面や消化管の内面を覆い，人体を外界から分ける境界を形成している．また種々の腺を構成する腺組織も上皮組織である．上皮組織には1つの細胞層からなる単層上皮と数層の細胞層からなる重層上皮があり，また細胞の形態も扁平なもの，立方体，円柱形などがある（図2.3.1）．

上皮組織の機能は保護，吸収，濾過，分泌などである．皮膚の上皮組織は細菌や化学物質から人体を保護する．気道上皮は線毛を有し，ほこりや他のごみを気道から外へ出す．消化管の内面を覆う上皮組織は体内へ栄養物を吸収する．

上皮組織は上皮細胞がぎっしりと並んでできており，細胞どうしは細胞間結合装置によって結合されている．上皮の表面は滑らかなものと線毛や微絨毛で覆われているものとがある．上皮の下には上皮細胞によって分泌された無構造の基底膜がある．上皮細胞は一般に容易に再生する．

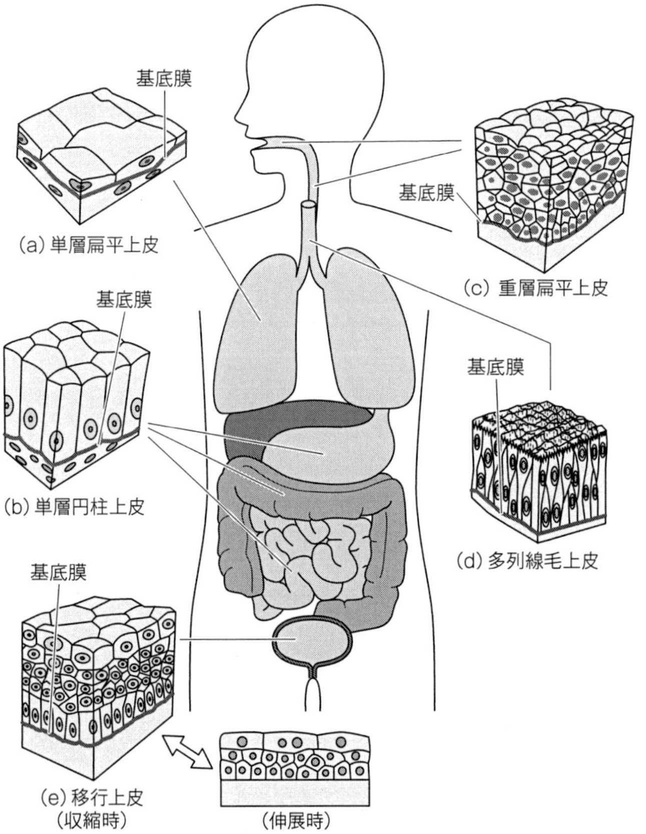

図2.3.1　いろいろな上皮組織
(a) 単層扁平上皮：肺胞など (b) 単層円柱上皮：胃，小腸，大腸など (c) 重層扁平上皮：口腔，食道など (d) 多列線毛上皮：気管など (e) 移行上皮：膀胱

(2) 結合組織

結合組織は，人体の組織と組織の間を満たして結合させる役割や人体を支える役割を持つ組織で，狭義の結合組織と特殊結合組織（骨・軟骨・血液）に大別される（図2.3.2）．

狭義の結合組織は全身に広く分布し，含まれる線維の量や状態によって疎性結合組織と密性結合組織とに分けられる．疎性結合組織は人体のいろいろな器官を衝撃から守り保護する役割がある．また水分や塩分の入った間質液を多く含み，炎症の際にはこの中で大食細胞（マクロファージ）が細菌や死滅した細胞の処理を行う．脂肪組織は脂肪細胞を含む疎性結合組織であり，皮下組織を形成して人体を暑さや寒さから保護したり，燃料として使用するための脂肪を貯蔵したりする．密性結合組織は，骨格筋を骨に結合させる腱や，関節で骨と骨を連結する靭帯を形成している．

骨組織は骨細胞とカルシウムを含む硬い基質の層でできており身体を支え

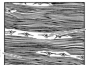

(a) 疎性結合組織　　(b) 密性結合組織　　(c) 骨組織　　(d) 軟骨組織

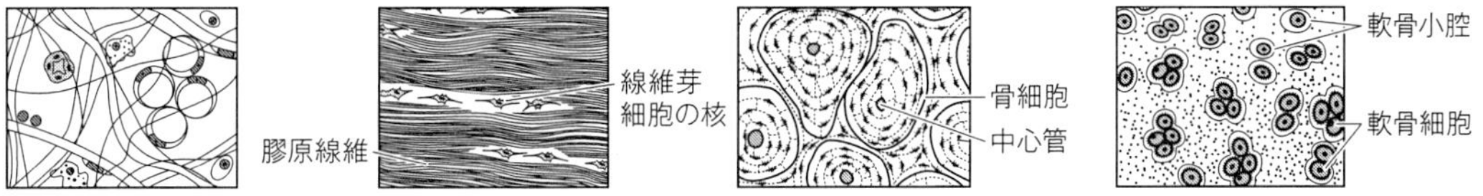

図 2.3.2　いろいろな結合組織
(a) 疎性結合組織：線維は細くまばらで不規則な方向に並んでいる
(b) 密性結合組織：強靭な膠原線維（主成分はコラーゲン）が密集してできている
(c) 骨　組　織：骨細胞は骨小腔におさまり，中心管の周りを同心円上に並ぶ
(d) 軟骨組織：軟骨細胞は軟骨小腔内に1〜数個存在する

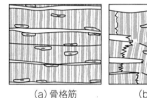

(a) 骨格筋　　(b) 心筋　　(c) 平滑筋

図 2.3.3　いろいろな筋組織
(a) 骨格筋：円柱状で明瞭な横紋がみられる．瞬発力に富む白筋と持続力に富む赤筋がある．
(b) 心　筋：横紋がみられるが，枝分かれしていて短く網状をなす．心臓にのみみられる．
(c) 平滑筋：小さく紡錘形で核は細長い．平滑筋細胞でできている．

る支柱の役割をもつ．また骨表面で常に骨吸収と骨形成を繰り返すことによって体液中のカルシウム濃度を一定に保つ役割がある．軟骨組織は骨の末端部などにあり関節などを保護する．血液組織は，赤血球・白血球・血小板などの血液細胞と，液状の血漿からなっている．

(3) 筋　組　織

筋組織は筋肉を作る筋細胞（筋線維）の集まりであり，骨格筋，心筋，平滑筋に大別される（図2.3.3）．骨格筋は自分の意志によって制御できる筋（随意筋）であるが，心臓を動かす心筋は意識的に制御することはできない筋（不随意筋）である．平滑筋は消化管などにみられる筋でこの筋の収縮や弛緩により器官の中の物質は器官の中を通過していく．不随意筋である．

(4) 神 経 組 織

神経組織は神経系を作る組織であり，情報伝達を行う神経細胞（図2.3.4）と神経細胞を支える細胞（グリア細胞）からできている．神経細胞は核をもつ神経細胞体と樹状突起と軸索（神経突

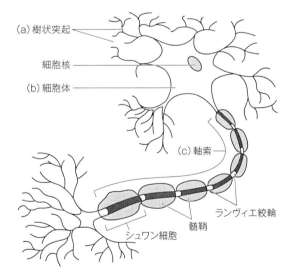

図 2.3.4　神経細胞
(a) 樹状突起は多極神経細胞の細胞体から伸びる非常に分岐が多い突起で，(b) 細胞体へと神経インパルスを伝える．(c) 軸索は分岐のない長い1本の突起で，細胞体から軸索の先端に神経インパルスを伝える．

起）からなる．軸索は1個の神経細胞に1本あり，突起の長さは長いものでは数十cmにもなる．樹状突起は短く多数ある．

【橋本由利子】

3 骨格系

1. 骨の成長と構造

(1) 骨の成長

骨は受精6週間後から形成を開始する．胎生期に骨の原型をなす軟骨が発生し，軟骨性骨に骨芽細胞が現れ，骨組織に置き換わり骨化する．結合組織性骨発生は結合組織内に骨芽細胞ができ，骨細胞になる．

骨の成長を骨化という．骨化には，長さと太さがある．長さは骨端軟骨（軟骨骨化）の増殖により成長する．その軟骨が骨化することで骨となる．軟骨骨化は上腕骨，大腿骨などの四肢骨でみられる．はじめは軟骨であるが，骨芽細胞と破骨細胞の骨のリモデリング（再構築）作用によって骨組織となる．

太さは骨膜から骨芽細胞が出て骨膜内面に骨質を作り，骨に付加されることにより太くなる（膜内骨化）．

(2) 骨の成分

骨の約60％はリン酸カルシウム，炭酸カルシウム，リン酸マグネシウムなどの無機質（ミネラル）からなり，残りの約40％はコラーゲンなどの有機質からできている．

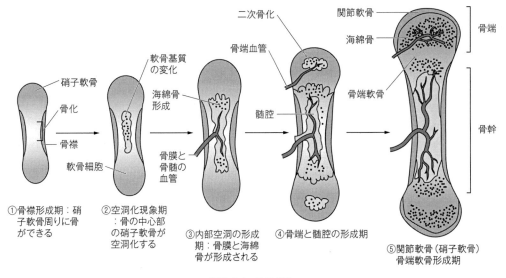

図3.1.1　骨の成長

(3) 骨の構造

骨は表面側から骨膜・骨質（緻密質・海綿質）・骨髄で構成されている．

骨膜の特徴

解剖学的特徴：骨膜は骨の表面側を覆う緻密結合組織である．骨の表面では骨膜であるが，関節部では関節包の線維膜となる．筋部では腱に移行する．

生理学的特徴：骨を保護し血管や知覚神経が多数分布しており，骨に栄養を与える．したがって骨膜が剥がれると骨は栄養低下となり，壊死を起こすことがある．成長期には骨を太くする．

骨質の特徴

解剖学的特徴：表面側は緻密質，内側は海綿質である．

緻密質は骨単位（オステオン）と呼ばれ，円柱状で中央にハバース管が通る．ハバース管をつなぐ管はフォルクマン管と呼ばれている．

海綿質は薄い骨梁で構成されハバース管も血管もない．骨梁構造で，骨梁は骨に加わるエネ

ギーの方向に沿って形成される.

生理学的特徴：緻密質の骨単位はハバース管を通る血管から栄養を受けている．骨芽細胞と破骨細胞の作用（リモデリング）により骨代謝を行っている．すべての骨代謝が終了するのには3か月ほどかかる．

※骨の構築は，骨芽細胞がリン酸カルシウムとコラーゲンで骨を構築するが，骨芽細胞は振動がないと活性しない．骨芽細胞が活性しないと緻密質，海綿質ともに萎縮する．

骨髄の特徴

解剖学的特徴：髄腔や海綿質に骨髄があり，赤色骨髄と黄色骨髄がある．

生理学的特徴：赤色骨髄には造血作用があり，幼児期の骨髄はすべて赤色骨髄で占められている．成人に近づくと造血作用は低下し，脂肪組織に変わっていく．それを黄色骨髄という．

※骨髄を検査する場合，乳幼児時期には脛骨で，成人では胸骨で行う．

(4) 骨の老化

老化を進める原因物質に AGE がある．AGE（advanced glycation end products）とは終末糖化産物のことで，体内にある蛋白質と糖が加熱されてできた物質のことである．老化を進める原因物質とされている．骨に蓄積すると骨粗鬆症の一因となる．

女性ホルモンのエストロゲンとプロゲステロンの低下が進むと骨粗鬆症の一因となる．

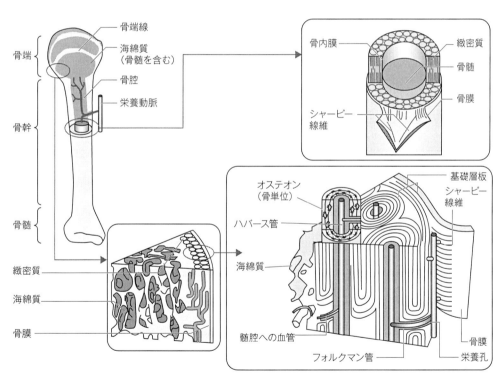

図 3.1.2　骨の構造

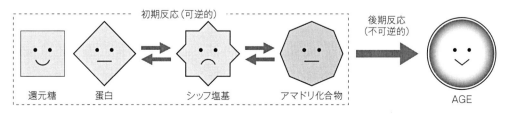

図 3.1.3　AGEs（終末糖化産物）の形成プロセス

3 骨格系
2. 骨格

(1) 骨の役割

骨格とは人体を形作る基礎となる組織で，骨の総数は約200個である．骨格には，①人体の構造を支える支持作用，②運動の支点となる運動作用，③内臓を保護する保護作用，④カルシウム（カルシウムの99%は骨で貯蔵）やリンなどのミネラルを貯蔵する電解質の貯蔵，⑤血液（赤血球・白血球・血小板）を作る造血作用などの役割がある．

(2) 骨の形状（図3.2.1）

- 長骨（管状骨）：棒のような長い形状（上腕骨，大腿骨など）
- 短骨：短い石のような形状（手根骨，足根骨など）
- 扁平骨：板のような形状（肩甲骨，頭頂骨など）
- 含気骨：空気が入ったような形状（上顎骨など）
- 不規則骨・不規則形骨：不規則な形状（椎骨，下顎骨など）
- 種子骨：関節包に出現する，摩擦を防ぐ働きがある（膝蓋骨，豆状骨など）

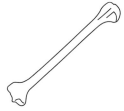
(a) 長骨（管状骨）：棒のような長い形状（上腕骨，大腿骨など）

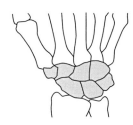
(b) 短骨：短い石のような形状（手根骨，足根骨など）

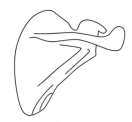
(c) 扁平骨：板のような形状（肩甲骨，頭頂骨など）

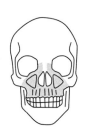
(d) 含気骨：空気が入ったような形状（上顎骨など）

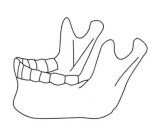
(e) 不規則骨・不規則形骨：不規則な形状（椎骨，下顎骨など）

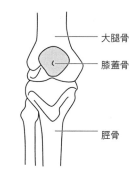
(f) 種子骨：関節包に出現する，摩擦を防ぐ働きがある（膝蓋骨，豆状骨など）

図3.2.1　骨の形状

(3) 骨格の分類

人体の骨格は，体幹（軸性骨格）として頭蓋（23個）・脊柱（26個）・胸郭（25個）と体肢（付属骨格）として上肢（64個）・下肢（62個）から構成されている（図3.2.2）．

体幹	頭蓋	頭蓋骨 脳頭蓋（神経頭蓋）5種7個 顔面頭蓋（内臓頭蓋）10種16個	23個
	脊柱	5種26個	26個
	胸郭	2種25個 ※胸椎を含めると3種37個	25個 （※37個）
体肢	上肢	8種32個×2肢	64個
	下肢	8種31個×2肢	62個

Memo：このほかに耳小骨・種子骨などがある．

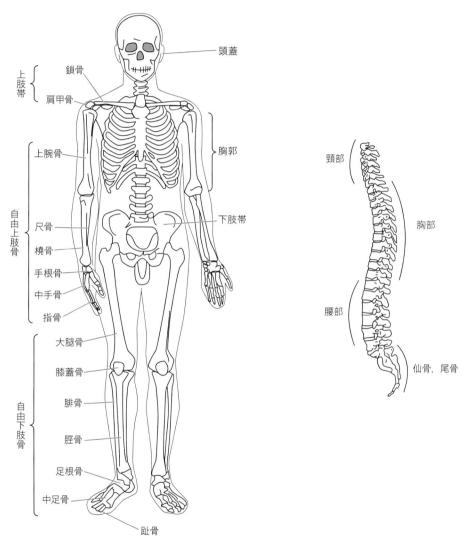

図3.2.2　骨格

3. 頭部・脊柱の骨格

(1) 頭部の骨格

頭蓋骨は15種23個の骨がある（図3.3.1）．頭蓋骨は脳頭蓋（神経頭蓋）と顔面頭蓋（内臓頭蓋）に分けられている．

脳頭蓋（神経頭蓋）には，脳を容れている頭蓋腔があり，頭蓋腔は前頭骨・後頭骨・蝶形骨・篩骨・頭頂骨（2個）・側頭骨（2個）が構成している．頭蓋腔の上部は頭蓋冠，下部は頭蓋底といい，脳を支えている．頭蓋底の中央部に大孔が開口していて脳から出た延髄が通り脊髄とつながっている．

顔面頭蓋（内臓頭蓋）は，鼻骨（2個）・頬骨（2個）・涙骨（2個）・鋤骨・下鼻甲介（2個）・上顎骨（2個）・下顎骨・口蓋骨・舌骨で構成されている．

眼球を収めているくぼみを眼窩という．眼窩は前頭骨・篩骨・蝶形骨・頬骨（2個）・上顎骨（2個）・涙骨（2個）・口蓋骨で構成されている．

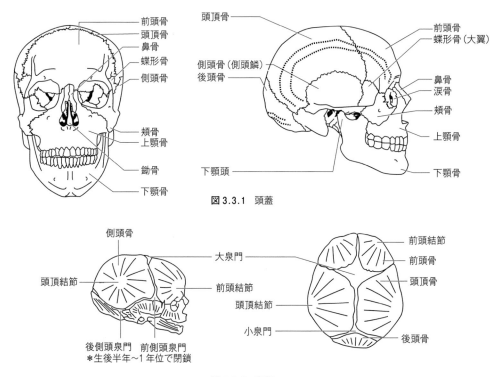

図3.3.1 頭蓋

図3.3.2 泉門

縫合が完成するまで結合織の膜に覆われている．泉門は胎児が産道を通りやすくする．大泉門は生後1年半〜2年ほど，小泉門は生後3か月〜1年ほどで骨が付加し縫合が完成する．

(2) 脊柱の骨格

脊柱は頸椎（7個），胸椎（12個），腰椎（5個），仙骨（1個，5個の仙椎が癒合して1個となった），尾骨（3〜5個）から構成される．椎体と椎体間には弾性軟骨の椎間円板があり，椎間円板の中には線維輪という袋があり髄核が入っていてクッションの役割を果たしている．

脊柱は成人では前後にS字状に並んでいる．胎児の脊柱は全体的後弯しているが，3か月ごろ頭部が前弯する．1歳ごろに腰部が前弯し成人のような弯曲を形成する．

頸椎，胸椎，腰椎の骨は椎骨という．椎骨の円

柱形の部分は椎体，椎体のつながりを椎弓という．椎体からの突起（棘突起・横突起）は孔（椎孔）を構成する．椎孔は連なることで脊柱管となり，中に脊髄（中枢神経）が通る．椎間には椎間孔ができ，そこには脊髄神経（末梢神経）が通る．

仙椎と尾椎は仮椎（不動椎）といい動かない．他の椎骨は真椎（可動椎）といい区別されている．

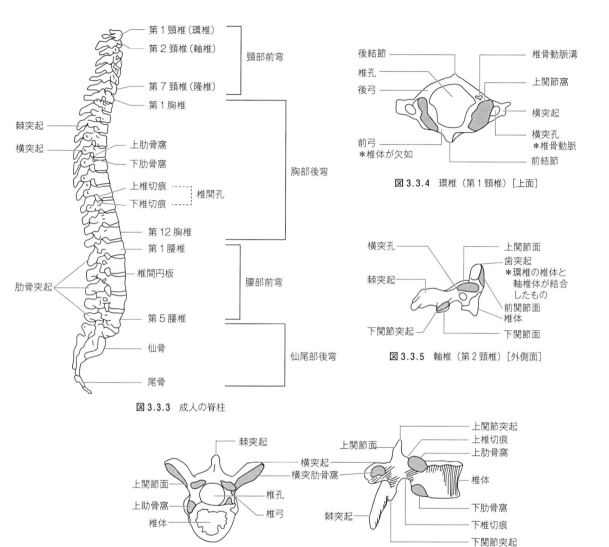

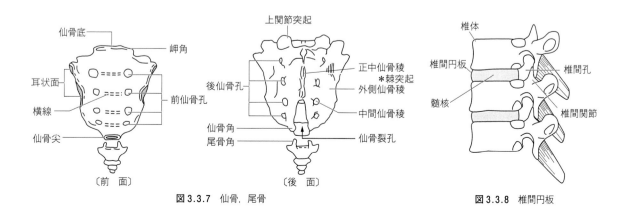

3 骨格系

4. 胸郭・骨盤の骨格

(1) 胸郭の骨格

胸壁の骨格は胸郭といい，後面は胸椎（12個）と肋骨（12対24個），前面で胸骨（胸骨柄・胸骨体・剣状突起の3部構造）と関節を構成する（図3.4.1）．肋骨前面は軟骨構造で肋軟骨という．全体で籠状に構成されているが，これを胸郭，内部の空間を胸腔という．胸腔の中にある心臓，肺，気管支，食道，血管などを胸部内臓といい，胸郭の上を胸郭上口，下を胸郭下口という．胸郭上口には気管，食道，動脈が通る．胸郭下口は横隔膜で閉じられ腹腔との境界になっている．

肋骨は，骨の部分を肋硬骨，軟骨の部分を肋軟骨という．胸骨と直接関節するのは第1～第7肋骨で真肋といい，第8～第10肋骨は軟骨と結合し仮肋という．第11～第12肋骨は先端が遊離していて浮遊肋という．第7～第10肋軟骨が左右に広がっている部分を肋骨弓という．

胸郭には個人差があり形状により呼び方がある．

- 一般的な胸郭：左右径よりも前後径の方が小さ

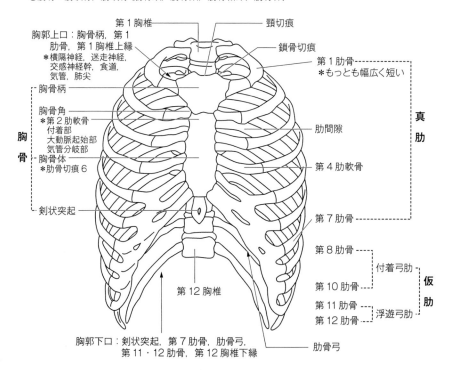

図 3.4.1 胸郭［前面］

い，第9肋骨部が最大
- 樽状胸：左右径と前後径がほぼ等しい胸郭
- 扁平胸：前後径より左右径が通常より大きい胸郭
- 漏斗胸：胸骨が陥凹している胸郭
- 鳩胸：胸骨が前方に突出している胸郭

(2) 骨盤の骨格

骨盤は左右の寛骨（腸骨・恥骨・坐骨の3骨構成）と中央の仙骨・尾骨で構成される．骨に囲まれた部分を骨盤腔といい，骨盤の上部は大骨盤（分界線上方），下部を小骨盤（分界線下方）と呼び，骨盤内臓と呼ばれる大腸，下部小腸，膀胱，生殖器官が収まっている．骨盤を構成する寛骨は3つの関節がある．

- 股関節：寛骨背面の寛骨臼と大腿骨頭が臼状関節を構成している．
- 仙腸関節：寛骨の耳状面と仙骨は仙骨関節で連結されている．
- 恥骨結合：左右の恥骨（寛骨の一部）が，線維軟骨を挟んで連結している．

骨盤には性差がある（表3.4.1）．また骨盤の大きさを測定する方法がある（図3.4.3）．

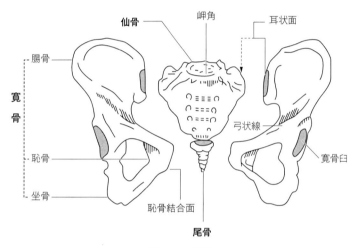

図3.4.2 骨盤

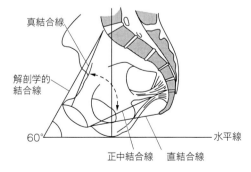

図3.4.3 骨盤の計測

表3.4.1 骨盤の性差

	男 性	女 性
骨盤腔	狭く，漏斗形	広く，円筒形
骨盤上口の形	ハート形	横楕円形
恥骨下角	小（60°）	大（90°）
閉鎖孔の形	卵円形	三角形
仙骨	幅狭く，長い	幅広く，短い

3 骨格系
5. 上肢の骨格

上肢は鎖骨，肩甲骨から（手の）指先までをいう．4つに分けられている．上腕骨から（手の）指骨までを自由上肢という．

- 上肢帯部：鎖骨・肩甲骨

鎖骨は上肢の中で唯一体幹と連結する．胸骨⇔胸鎖関節⇔鎖骨⇔肩鎖関節⇔肩峰（肩甲骨）と連結する．

- 上腕部：上腕骨
- 前腕部：橈骨・尺骨
- 手部：手根骨（近位手根骨：舟状骨，月状骨，三角骨，豆状骨／遠位手根骨：大菱形骨，小菱形骨，有頭骨，有鈎骨）・中手骨・指骨

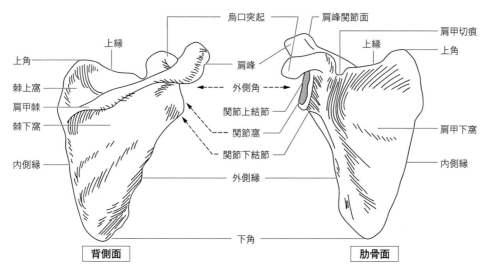

図3.5.1　肩甲骨（右上肢側）

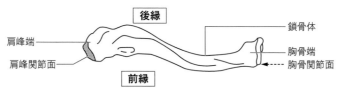

図3.5.2　鎖骨（右上肢側）［上面］

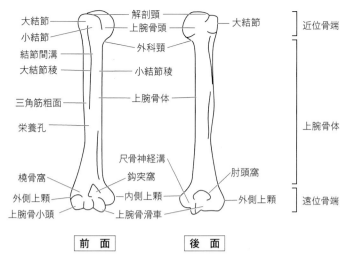

図 3.5.3　上腕部（右上肢）の骨（上腕骨）

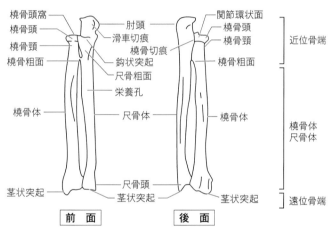

図 3.5.4　前腕部（右上肢）の骨（橈骨・尺骨）

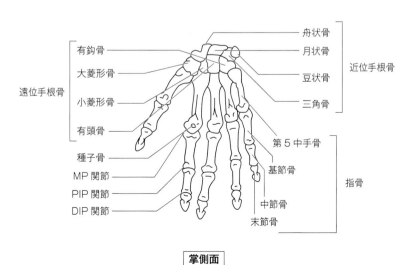

図 3.5.5　手部（右）の骨

3 骨格系
6. 下肢の骨格

下肢は寛骨から（足の）指骨までをいう．4つに分けられている．
- 下肢帯部：寛骨（腸骨・恥骨・坐骨）
- 大腿部：大腿骨
- 下腿部：脛骨・腓骨
- 足部：足根骨（距骨・踵骨・舟状骨・内側楔状骨・中間楔状骨・外側楔状骨・立方骨）・中足骨・趾骨

足部は構造的，運動的な観点からショパール関節，リスフラン関節がある．

足底のアーチ（足弓），足の裏には土踏まずと呼ばれる地面に接触しない部分があり（図3.6.6）．衝撃を和らげ，歩きやすくするためのバネの役割がある．足アーチの低下した形態的変化を扁平足と呼ぶ．

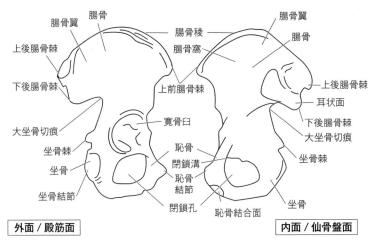

図 3.6.1　寛骨（右下肢側）

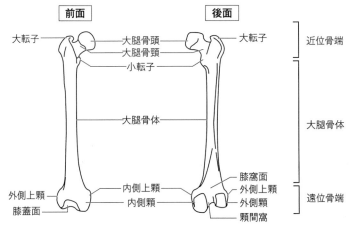

図 3.6.2　大腿骨（右下肢）

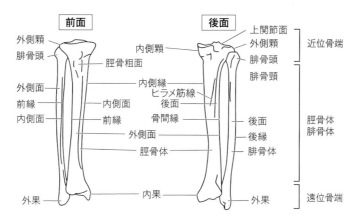

図 3.6.3　下腿部（右下肢）の骨（脛骨・腓骨）

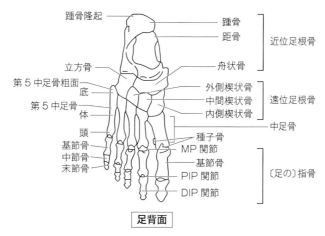

図 3.6.4　足部（右）の骨

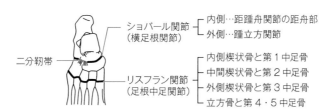

図 3.6.5　ショパール関節とリスフラン関節

- 縦足弓：前後方向　┌ 内足弓；踵骨 − 距骨 − 舟状骨 − 内側楔状骨 − 第1中足骨
　　　　　　　　　　　　＊底側踵舟靭帯，足底腱膜，後脛骨筋，長腓骨筋などが支持する
　　　　　　　　　　└ 外足弓；踵骨 − 立方骨 − 第5中足骨
　　　　　　　　　　　　＊長足底靭帯，足底腱膜，長腓骨筋などによって支持される
- 横足弓：左右方向　┌ 第1〜第5中足骨頭
　　　　　　　　　　└ 内側・中間・外側楔状骨 − 立方骨

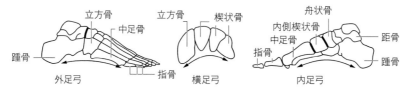

図 3.6.6　足弓

3 骨格系

7. 骨の連結・関節の構造

(1) 骨の連結

骨どうしの連結には不動性連結と可動性連結がある.

- 不動性連結
  ① 線維性結合（コラーゲン線維結合）：縫合結合, 靭帯結合, 釘植結合
  ② 軟骨結合：恥骨結合, 骨端軟骨, 肋軟骨, 椎間円板
  ③ 骨結合：骨端軟骨
- 可動性連結　骨と骨の間に関節腔があり, 滑液によって滑らかに動く関節様式で, 滑膜性連結, または一般的に関節と呼ばれているものである.

関節（可動性連結・滑膜性結合）の構造

可動性関節は一般的に凸を関節頭, 凹を関節窩の構造形式で構成される（図3.7.1）. 関節部の表面は硝子軟骨（関節軟骨）で覆われており, 骨の摩擦や関節へ加わる外力を軽減する役割を担っている. 関節周囲は関節包で覆われ, 外側は線維膜で覆われ骨膜に付着することで関節の連結を強化している. その内側は滑膜となっていて, 滑液を分泌して関節をスムーズに動かす役割がある. また, 軟骨細胞へ栄養の供給をしている. 関節の連結をより強化するため内外部に靭帯が補強している. 関節内の連結する骨が2つの場合単関節, 3つ以上の場合複関節という.

関節（可動性連結）の運動（1.4節参照）

- 屈曲と伸展：角度を少なくする運動を屈曲, 両骨間の角度を大きくする運動を伸展という.
- 内転と外転：体に近づける運動を内転, 体から遠ざける運動を外転という.
- 回内と回外：骨の前面から内側に向かっての運動を回内, 外側に向かっての運動を回外という.

関節の老化

関節は, 加齢により関節軟骨の変性が起こる. 関節軟骨の変性が進行し, 徐々に軟骨がすり減って変形性関節症となる. 関節軟骨の変性は比較的若いうちの20歳代から始まる.

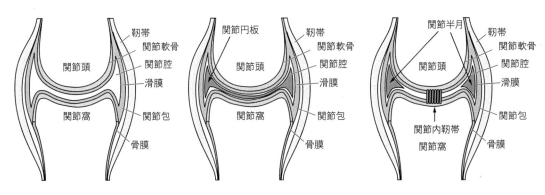

図3.7.1　関節の構造

(2) 全身の関節（可動性連結）の構造

関節は構造により単軸性（一軸性），二軸性，多軸性に分類されている（図3.7.2）．

- 単軸性（一軸性）関節：曲げ伸ばしだけ
  - 蝶番関節：腕尺関節・指節間関節・膝関節
  - 車軸関節：上橈尺関節・下橈尺関節
- 二軸性関節：曲げ伸ばしと横に曲げられる
  - 楕円関節：橈骨手根関節
  - 鞍関節：手根中手関節
- 多軸性関節：運動の方向に制限がない
  - 球（臼）関節：肩関節，股関節（臼状関節）
  - 平面関節：椎間関節（可動性は少ない）

【玉井清志】

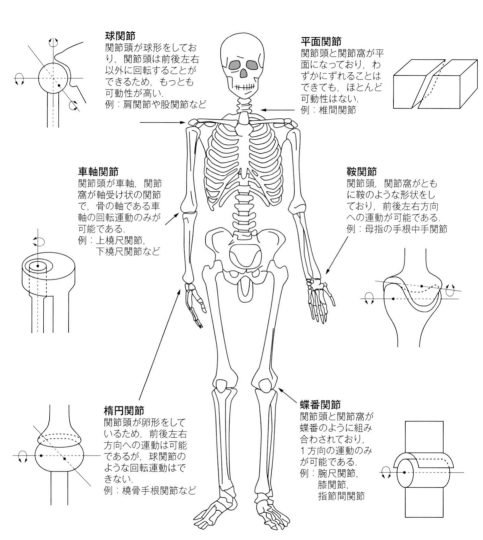

図3.7.2 関節の主な種類と運動方向

4 筋　系

1. 筋系のしくみ

(1) 筋の種類

筋はその構造ならびに機能的な違いから骨格筋，心筋，平滑筋（内臓筋）に分類される．3種類の筋の主な特徴は次の通りである（表4.1.1）．

(2) 骨格筋の機能

a. 身体の運動

骨格筋が収縮ならびに弛緩することで関節運動が生じ，身体の運動を生み出している．

b. 姿勢の保持

骨格筋は身体を動かしていないときでも緊張状態を維持しており，それにより関節を安定させ，姿勢の保持に働いている．

c. 体熱の産生

骨格筋の収縮と弛緩に必要なエネルギーが産生されると同時に，代謝熱が発生し，これが体温の維持に役立っている．

(3) 骨格筋の構造

a. 形態と起始・停止

特に体肢に存在する骨格筋の多くは紡錘形をしており，体幹に近い方から筋頭，筋腹，筋尾に区分できる．このような筋は紡錘状筋と呼ばれ，その中には筋頭や筋腹が2つ以上ある多頭筋（上腕二頭筋，大腿四頭筋など）や多腹筋（顎二腹筋，腹直筋など）も含まれる．筋頭と筋尾は腱に移行

表4.1.1　筋の種類とその特徴

特徴	骨格筋	心筋	平滑筋（内臓筋）
形態	円柱状	網目状	紡錘状
筋線維	横紋（多核細胞）	横紋（単核細胞）	平滑（単核細胞）
運動	随意 （自動性なし）	不随意 （自動性あり）	不随意 （一部に自動性あり）
神経支配	体性神経 （運動神経・感覚神経）	自律神経 （交感神経・副交感神経など）	自律神経 （交感神経・副交感神経など）

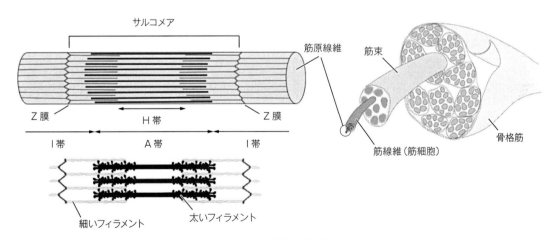

図4.1.1　骨格筋の微細構造
横紋構造において縞模様の明るくみえる部分をⅠ帯（明帯），暗くみえる部分をA帯（暗帯）という．Ⅰ帯の中央にある区切りをZ膜といい，Z膜からZ膜までの間をサルコメア（筋節）と呼んでいて，横紋筋の構造上ならびに機能上の最小単位となっている．また，収縮時にはⅠ帯とH帯（A帯の中でやや明るくみえる部分）が短縮することで，サルコメアの長さが短くなり，筋線維全体の長さも短縮する．

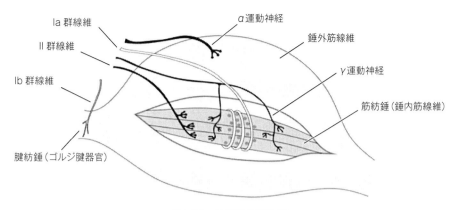

図4.1.2　骨格筋の支配神経
①運動神経：脊髄を出たα運動神経は多数の枝に分かれると1本の枝が1本の骨格筋に分布し，さらに数本から数百本に分かれて内部の錘外筋線維を支配し，骨格筋の収縮運動に関わる．一方，γ運動神経は筋紡錘（錘内筋線維）を支配しており，錘外筋線維の収縮に合わせて筋紡錘も収縮させることで，その感度を一定に保つ役割を担っている．
②感覚神経：筋紡錘ではIa群線維とII群線維によって感覚が受容されている．ともに骨格筋の伸張を感受する神経であるが，Ia群はその際の速度，II群は圧力に対して敏感に反応する．また，腱紡錘では腱にかかる張力が感受され，Ib群線維によって中枢に伝えられる．

表4.1.2　骨格筋の萎縮の種類

種類		特徴
生理的萎縮		加齢
廃用性萎縮	無為性萎縮	関節の不動化（長期間のギプス固定など）
	神経原性萎縮	運動神経の障害（筋萎縮性側索硬化症，末梢神経絞扼障害など）
筋原性萎縮		骨格筋の変性（進行性筋ジストロフィー）

してから骨に付着していて，その部位をそれぞれ起始または停止という．

b. 筋線維と筋原線維

骨格筋は直径が約10〜100μm，長さが数mm〜数十cmの円柱状の細長い筋線維（筋細胞）が多数集まって構成されている．骨格筋線維は複数の核をもった多核細胞で，その内部には多数の筋原線維が長軸方向に沿って並んでいる．筋原線維の内部にはミオシンという細長い蛋白質が束になった太いフィラメントとアクチンという小さな丸い蛋白質が連なった細いフィラメントの配列があり，そこに光を当てると明暗の縞模様（横紋構造）が観察できる（図4.1.1）．

c. 支配神経

骨格筋の筋腹には筋紡錘，腱には腱紡錘（ゴルジ腱器官）という感覚受容器があり，それぞれ求心性の感覚神経（Ia群線維，II群線維，Ib群線維）が感受した情報を中枢に伝える．また，中枢からの命令を遠心性に伝える運動神経には，筋紡錘を含まない錘外筋線維を支配するα運動神経と筋紡錘（錘内筋線維）を支配するγ運動神経の2種類がある（図4.1.2）．

(4) 骨格筋の萎縮

正常に発育した組織などが何らかの原因でその細胞の数や大きさが減少することを萎縮という．骨格筋では加齢とともに起こる生理的萎縮（老化性萎縮），動かさないことで発生する廃用性萎縮，骨格筋自体の変性による筋原性萎縮などがみられる（表4.1.2）．

4 筋系

2. 頭部・頸部の筋

(1) 頭部の筋
頭部の筋は顔面筋（表情筋）と咀嚼筋に区別できる．

a. 顔面筋（表情筋）
ヒトの顔面筋は浅筋膜（皮膚の下の結合組織）の層内に位置し，その多くは骨から起始し皮膚に停止することから，顔の皮膚を引っ張ることにより喜怒哀楽のような豊かな表情を作る作用をもっている．すべての顔面筋は顔面神経によって支配される（表4.2.1）．

b. 咀嚼筋
4つの咀嚼筋はすべて頭蓋から起こり下顎骨に停止する．これらの筋は，下顎骨を持ち上げ上顎骨に合わせる（閉口運動）ことで食物を噛みしめるのと同時に，前後左右にも動かすことで噛み切ったりすりつぶしたりする働きも可能にしている．すべての咀嚼筋は三叉神経の第3枝の下顎神経によって支配される（表4.2.2，図4.2.1）．

(2) 頸部の筋
頸部の筋は前頸筋，外側頸筋，後頸筋（頸椎の前面にある筋）に区分できる．前頸筋には咀嚼時に下顎骨を引き下げると同時に嚥下運動にも関与する舌骨筋群がある．また，外側頸筋である胸鎖乳突筋と後頸筋は頭部の運動に作用する（表4.2.3，図4.2.2）．

表 4.2.1　主な顔面筋（表情筋）

筋名	走行	作用	支配神経
前頭筋，後頭筋	後頭部の後頭筋から頭頂部の帽状腱膜を経て前頭筋は前頭骨を覆い眉部に付く	眉を持ち上げて額に皺を作る	顔面神経
眼輪筋	眼裂の周囲を輪状に取り巻く	目を閉じる	
鼻筋	鼻背や外鼻孔周辺に付く	鼻孔を広げたり，狭くしたりする	
頬骨筋	頬骨弓から口角に向かって走る	笑うときに口角を上外方に引く	
頬筋	頬を横切るように走り口角に付く	口笛を吹くときに頬を絞る	
笑筋	頬を横切るように走り口角に付く	口角を外方に引き，えくぼを作る	
口輪筋	口裂の周囲を輪状に取り巻く	口を閉じたり，唇を尖らせたりする	
口角下制筋	顎から口角に向かって走る	口角を引き下げ，不満顔を作る	
広頸筋	口角周囲〜顎〜頸部〜鎖骨までを広く覆う	前頸部の皮膚を緊張させる	

表 4.2.2　咀嚼筋

筋名	走行［起始→停止］	作用	支配神経
咬筋	頬骨（頬骨弓）→下顎骨（咬筋粗面）	下顎骨の挙上	下顎神経
側頭筋	側頭骨（側頭鱗）→下顎骨（筋突起）	下顎骨の挙上，後方移動	
外側翼突筋	蝶形骨（翼状突起）→下顎骨（翼突筋窩）	下顎骨の前方移動	
内側翼突筋	蝶形骨（翼状突起）→下顎骨（翼突筋粗面）	下顎骨の挙上	

表 4.2.3 頸部の筋

筋名		走行［起始→停止］	作用	支配神経
前頸筋	舌骨上筋群	舌骨の上に付く	下顎骨の下制（開口運動）	顔面神経
	舌骨下筋群	舌骨の下に付く	舌骨の下制（嚥下運動）	下顎神経など
外側頸筋	胸鎖乳突筋	胸骨・鎖骨→側頭骨（乳様突起）	両側：頭部の前屈・後屈 片側：反対側へオトガイの回旋	副神経 頸神経叢
後頸筋	椎前筋群	頸椎の前面にある	両側：頭部の前屈 片側：頭部の側屈	頸神経叢
	斜角筋群	頸椎（横突起）→第1・2肋骨		

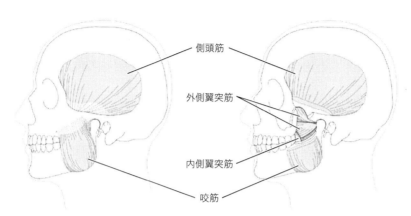

図 4.2.1 咀嚼筋（右図は側頭筋，咬筋，頰骨弓の一部を切断）
咬筋と内側翼突筋は下顎角を挟んで筋の走行の方向がほぼ等しく，ともに下顎骨の挙上に作用する．また，側頭筋は停止部（筋突起）からみると後上方に向かって走行していることから，下顎骨の挙上とともに後方移動にも働く．一方，外側翼突筋は起始部（蝶形骨翼状突起）と停止部（翼突筋窩）がほぼ水平に位置しており，そのため下顎骨の挙上には作用せず顎関節内で下顎頭を前方に引き出す役割を担っている．

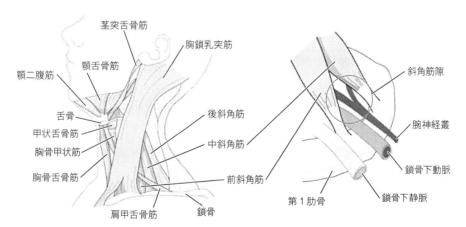

図 4.2.2 頸部の筋
①前頸筋：舌骨上筋群には顎二腹筋，茎突舌骨筋，顎舌骨筋，オトガイ舌骨筋があり，舌骨下筋群には胸骨舌骨筋，肩甲舌骨筋，胸骨甲状筋，甲状舌骨筋がある．
②外側頸筋：胸鎖乳突筋は前胸部（胸骨，鎖骨）から起始し，後上方に走行して耳介後部（側頭骨乳様突起）に停止する．片側のみが収縮すると顔面を反対側に向けるように頭部を回旋させる．また，両側が同時に収縮した場合には，脊柱と頭部の位置関係により前屈にも後屈にも作用するが，相対的には前屈の割合の方が大きい．
③後頸筋：斜角筋群のうち前斜角筋と中斜角筋はともに第1肋骨に停止するが，後斜角筋はそれよりもやや後方で第2肋骨に停止する．第1肋骨に停止する2つの斜角筋の間隙を斜角筋隙といい，ここを腕神経叢と鎖骨下動脈が通過する．

4 筋 系

3. 胸部・腹部・背部の筋

(1) 胸部の筋

胸部の筋は浅胸筋，深胸筋，横隔膜に区分できる．浅胸筋は胸郭から起始し上肢帯（鎖骨，肩甲骨）または上腕骨に停止する筋で，上肢の運動に関与する．また，肋骨を動かす深胸筋と横隔膜は呼吸運動に関わる筋である（表4.3.1，図4.3.1・4.3.2）．

(2) 腹部の筋

腹部の筋は正中部を縦に走る前腹筋，側腹部を互いに重なりあって3層の合板のように走行する側腹筋，後部で寛骨と第12肋骨の間を縦に走る後腹筋に大別できる．側腹筋のうち外腹斜筋の下縁は厚く強靭になっており，鼠径靭帯と呼んでいる（表4.3.2，図4.3.2）．

表4.3.1 胸部の筋

筋名		走行［起始→停止］	作用	支配神経
浅胸筋	大胸筋	鎖骨・胸骨・肋骨など→上腕骨（大結節稜）	肩関節の屈曲・内転・内旋	内側胸筋神経 外側胸筋神経
	小胸筋	第2～5肋骨→肩甲骨（烏口突起）	肩甲骨の下制・外転・下方回旋	
	前鋸筋	第1～9肋骨→肩甲骨（内側縁）	肩甲骨の外転・上方回旋	長胸神経
深胸筋	外肋間筋	上の肋骨→すぐ下の肋骨	肋骨の挙上（吸息運動）	肋間神経
	内肋間筋	下の肋骨→すぐ上の肋骨	肋骨の下制（呼息運動）	
横隔膜		腰椎・肋骨・胸骨→腱中心	呼吸運動（吸息運動）	横隔神経

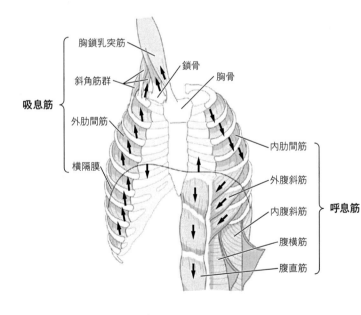

図4.3.1 呼吸運動に関わる筋
①吸息：吸息時には横隔膜は収縮することで下制し，さらに外肋間筋やその他の補助吸息筋（斜角筋群，胸鎖乳突筋，大・小胸筋など）により肋骨，胸骨が挙上することで胸郭内容積が拡大される．
②呼息：通常の呼息は主吸息筋（横隔膜，外肋間筋）が弛緩することで起こるが，内肋間筋や腹壁筋（内・外腹斜筋，腹横筋，腹直筋）の作用によりさらに強く息を吐き出すことも可能である．

表4.3.2 腹部の筋

筋名		走行［起始→停止］	作用	支配神経
前腹筋	腹直筋	恥骨（恥骨結合）→第5～7肋骨・剣状突起	体幹の前屈	肋間神経 腰神経叢
側腹筋	外腹斜筋	第5～12肋骨→腹直筋鞘・鼠径靭帯・腸骨	肋骨の下制 体幹の前屈・側屈・回旋	
	内腹斜筋	腸骨・鼠径靭帯→第10～12肋骨・腹直筋鞘		
	腹横筋	第7～12肋骨・腸骨・鼠径靭帯→腹直筋鞘		
後腹筋	腰方形筋	腸骨稜→第12肋骨	体幹の後屈・側屈	腰神経叢

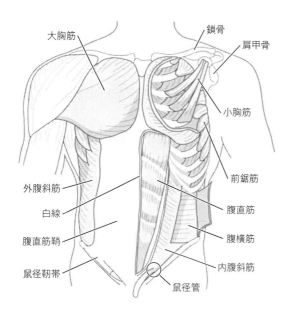

図 4.3.2 胸部および腹部の筋（左半身は大胸筋，外・内腹斜筋の一部を切断）
①胸部の筋：大胸筋は大結節稜に停止し肩関節の屈曲，内転，内旋に作用する．小胸筋は烏口突起に停止し肩甲骨の下制，外転（脊柱から離す動き），下方回旋（関節窩を外下方に向ける動き）に作用する．ともに，停止部を固定した場合には肋骨や胸骨を引き上げることで吸息を補助する役割も担う．
②腹部の筋：腹直筋は3～4条の横走する中間腱（腱画）が存在する多腹筋である．側腹の3つの筋（外腹斜筋，内腹斜筋，腹横筋）は肋骨や腸骨などから起始し，最終的に腱となり腹直筋を前後に挟んで腹直筋鞘を形成しながら正中で左右が結合して白線となる．

(3) 背部の筋

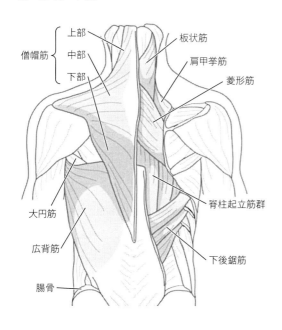

背部の筋はうなじと背中の浅層に広がる浅背筋（せんはいきん）とその深層にある深背筋（しんはいきん）に区別できる．浅背筋は主として脊柱（せきちゅう）から起始し，上肢帯（肩甲骨，鎖骨）や上腕骨に停止することで上肢の運動に関与している．また，深背筋は頭部や体幹の運動に作用すると同時に，筋群全体が緊張を保つことにより脊柱を直立させ姿勢を保つ役割も担っている（表 4.3.3，図 4.3.3）．

図 4.3.3 背部の筋（右半身は僧帽筋，広背筋の一部を切断）
①僧帽筋：この筋は上部，中部，下部の3つの線維に区分することができる．上部線維は肩甲骨を挙上させる作用をもつが，肩甲骨を固定した状態では頭部の後屈にも働く．また，中部線維は肩甲骨の内転（脊柱に近づける動き），下部線維は下制にそれぞれ作用するが，3つの線維全体を働かせることで肩甲骨の上方回旋（関節窩を外上方に向ける動き）にも働く．
②広背筋：この筋は第7胸椎以下の棘突起，下位の肋骨，腸骨稜から起始し，肩甲骨の下角の真下を通って上腕骨の小結節稜に停止する．よって，肩甲骨の下端～腋窩～上腕骨までの走行は，下角から起始し同じく小結節稜に停止する大円筋とほぼ同じであることから，2つの筋は肩関節に対して伸展，内転，内旋の共通作用をもつ．

表 4.3.3 背部の筋

	筋名	走行［起始→停止］	作用	支配神経
浅背筋	僧帽筋	後頭骨（外後頭隆起）・全胸椎（棘突起）→肩甲骨（肩甲棘，肩峰）・鎖骨	上部：肩甲骨の挙上・上方回旋 中部：肩甲骨の内転 下部：肩甲骨の下制・上方回旋	副神経 頸神経叢
	広背筋	第7胸椎以下の全脊椎（棘突起）・下位肋骨・腸骨→上腕骨（小結節稜）	肩関節の伸展・内転・内旋	胸背神経
	肩甲挙筋	第1～4頸椎（横突起）→肩甲骨（上角）	肩甲骨の挙上・内転・下方回旋	肩甲背神経
	菱形筋	第6頸椎～第4胸椎（棘突起）→肩甲骨（内側縁）		
深背筋	板状筋	脊柱の両側を後頭骨，椎骨，肋骨，腸骨などに付いて走る	両側：頭部や体幹の後屈 片側：頭部や体幹の側屈・回旋	脊髄神経後枝
	脊柱起立筋群			

4 筋 系
4. 上肢の筋

(1) 上肢帯の筋

上肢帯の筋は上肢帯の骨（肩甲骨，鎖骨）から起始し，上腕骨に停止する筋で，肩関節の運動に作用する（表 4.4.1，図 4.4.1）．

(2) 上腕の筋

上腕に筋腹をもつ筋を上腕の筋と呼び，その多くは肩甲骨や上腕骨から起始し，前腕の骨に停止することで，肘関節（一部は肩関節）の運動に作用する．肘関節の屈曲に働く筋を屈筋群，伸展に働く筋を伸筋群として区分でき，前者は筋皮神経，後者は橈骨神経によって支配される（表 4.4.2，図 4.4.1）．

(3) 前腕の筋

前腕の筋は上腕骨または前腕の骨から起始し，多くは手の骨に停止することで手関節や手指の運動に作用するが，一部の筋は橈骨に停止して前腕

表 4.4.1 上肢帯の筋

筋名	走行［起始→停止］	作用	支配神経
三角筋	肩甲骨（肩甲棘，肩峰）・鎖骨→上腕骨（三角筋粗面）	前部：肩関節の屈曲 中部：肩関節の外転 後部：肩関節の伸展	腋窩神経
棘上筋	肩甲骨（棘上窩）→上腕骨（大結節）	肩関節の外転	肩甲上神経
棘下筋	肩甲骨（棘下窩）→上腕骨（大結節）	肩関節の外旋	肩甲上神経
小円筋	肩甲骨（外側縁）→上腕骨（大結節）		腋窩神経
大円筋	肩甲骨（下角）→上腕骨（小結節稜）	肩関節の伸展・内転・内旋	肩甲下神経
肩甲下筋	肩甲骨（肩甲下窩）→上腕骨（小結節）	肩関節の内旋	肩甲下神経

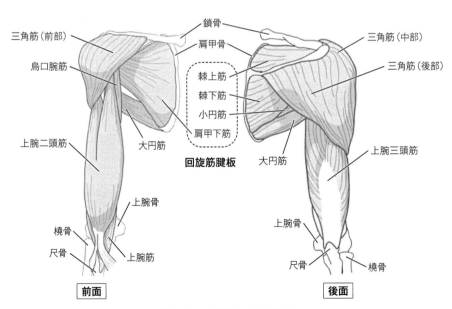

図 4.4.1 上肢帯および上腕の筋

上肢帯の筋のうち棘上筋，棘下筋，小円筋，肩甲下筋の4つの筋は，肩関節を包むように上腕骨の上部にある大結節と小結節に停止しており，回旋筋腱板（ローテーター・カフ）と呼ばれる．これらの筋は上腕骨頭を関節窩に引き付ける作用をもっており，肩関節の安定性に寄与している．

表 4.4.2　上腕の筋

筋名		走行［起始→停止］	作用	支配神経
屈筋群	烏口腕筋	肩甲骨（烏口突起）→上腕骨	肩関節の屈曲・内転	筋皮神経
	上腕二頭筋	肩甲骨（関節上結節，烏口突起）→橈骨（橈骨粗面）	肘関節の屈曲 前腕の回外	
	上腕筋	上腕骨→尺骨（尺骨粗面）	肘関節の屈曲	
伸筋群	上腕三頭筋	肩甲骨（関節下結節）・上腕骨→肘頭	肘関節の伸展	橈骨神経
	肘筋	上腕骨（外側上顆）→尺骨		

表 4.4.3　前腕の筋

筋名	走行	作用	支配神経
屈筋群	上腕骨（内側上顆）や橈骨・尺骨から起始し，前腕の前面を走り，多くは屈筋支帯の下を通る	手関節の掌屈・橈屈・尺屈 手指の屈曲 ＊前腕の回内（円回内筋，方形回内筋）	正中神経 （尺骨神経）
伸筋群	上腕骨（外側上顆）や橈骨・尺骨から起始し，前腕の後面を走り，伸筋支帯の下を通る	手関節の背屈・橈屈・尺屈 手指の伸展 ＊前腕の回外（回外筋）	橈骨神経

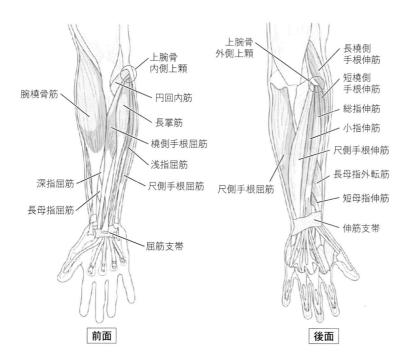

図 4.4.2　前腕の筋
①屈筋群：もっとも浅層にある円回内筋，橈側手根屈筋，長掌筋，尺側手根屈筋の4筋は共同腱をもち上腕骨内側上顆から起始し，その下層にある浅指屈筋も上腕尺骨頭は内側上顆に起始部をもつ．また，屈筋腱の多くは屈筋支帯の下（手根管）を通過する（長母指屈筋腱，浅指屈筋腱，深指屈筋腱）か，または支帯の間を貫いている（橈側手根屈筋腱）．
②伸筋群：もっとも橈側にある腕橈骨筋は，伸筋群の中でもっとも近位（上腕骨外側縁）から起始する筋である．他の浅層の筋（長・短橈側手根伸筋，総指伸筋，小指伸筋，尺側手根伸筋）は起始部が癒着し合わさって，上腕骨外側上顆から起始している．

の回内・回外運動に作用する．主に手関節の掌屈や手指の屈曲に働く筋を屈筋群，背屈と伸展に働く筋を伸筋群として区分でき，前者は正中神経（一部は尺骨神経），後者は橈骨神経によって支配される．また，前腕の筋は全体が前腕筋膜で包まれており，特に手根部では肥厚し，前面では屈筋支帯，後面では伸筋支帯を作る（表 4.4.3, 図 4.4.2）．

(4) 手の内在筋

　手の筋のうち前腕の筋を除いたものを手の内在筋と呼び，母指球筋，小指球筋，中手筋に区分される．多くは手指の屈曲（一部は外転と内転）に作用する筋で，正中神経または尺骨神経の支配を受ける．

4 筋系
5. 下肢の筋

(1) 下肢帯の筋
　下肢帯の筋には骨盤の内壁から起始する内寛骨筋と外壁から起始する外寛骨筋があり，ともに大腿骨に停止することで股関節の運動に作用する．また，前者は腰神経叢の枝，後者は仙骨神経叢の枝によって支配される（表4.5.1，図4.5.1）．

(2) 大腿・下腿の筋
　大腿の筋は前面にある伸筋群，後面にある屈筋群，内側にある内転筋群の3つに分類される．骨盤や大腿骨から起始し，大腿骨または下腿の骨に停止することで伸筋と屈筋は膝関節（一部は股関節）の運動，内転筋は股関節の運動に作用する．また，伸筋は大腿神経，屈筋は坐骨神経，内転筋は閉鎖神経（一部は大腿神経または坐骨神経との二重支配）によって支配される（表4.5.2，図4.5.1）．

　下腿の筋は前面にある伸筋群，後面にある屈筋群，外側にある腓骨筋群の3つに分類される．大腿骨や下腿骨から起始し，大部分は足の骨に停止

表4.5.1　下肢帯の筋

	筋名	走行［起始→停止］	作用	支配神経
内寛骨筋	腸腰筋（大腰筋，腸骨筋）	腸骨・腰椎（椎体，肋骨突起）→大腿骨（小転子）	股関節の屈曲	大腿神経 腰神経叢
外寛骨筋	大殿筋	腸骨・仙骨・尾骨→大腿骨（殿筋粗面）・腸脛靱帯	股関節の伸展・外旋	下殿神経
	中殿筋	腸骨→大腿骨（大転子）	股関節の外転	上殿神経
	小殿筋	腸骨→大腿骨（大転子）	股関節の内旋	
	大腿筋膜張筋	腸骨（上前腸骨棘）→腸脛靱帯→脛骨	股関節の屈曲・外転 膝関節の伸展	
	外旋筋群	骨盤（仙骨や坐骨）から起始し，大腿骨に付く	股関節の外旋	仙骨神経叢

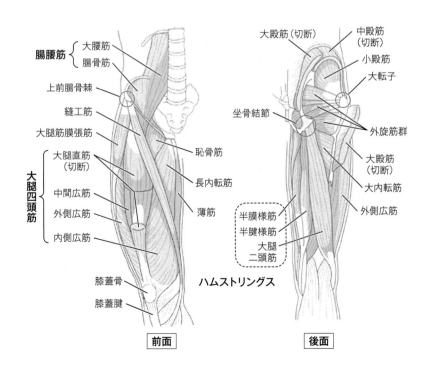

図4.5.1　下肢帯および大腿の筋
①大腿四頭筋：この筋のうち大腿直筋のみ腸骨（下前腸骨棘）から起始し，他の筋（内側広筋，外側広筋，中間広筋）は大腿骨に起始部をもつ．そして，これらの筋はその内部に膝蓋骨を有する共同腱を形成し，脛骨（脛骨粗面）に停止している．よって，大腿直筋のみが股関節（屈曲）と膝関節（伸展）の両方に作用する二関節筋である．
②ハムストリングス：坐骨（坐骨結節）から起始し，下腿の骨（脛骨または腓骨）に停止する大腿後面の屈筋群（大腿二頭筋，半腱様筋，半膜様筋）をハムストリングスといい，股関節（伸展）と膝関節（屈曲）の両方に作用する二関節筋である．

表 4.5.2 大腿・下腿の筋

		筋名	走行［起始→停止］	作用	支配神経
大腿の筋	伸筋群	縫工筋	腸骨（上前腸骨棘）→脛骨（鵞足部）	股関節の屈曲・外転・外旋 膝関節の屈曲・内旋	大腿神経
		大腿四頭筋	腸骨（下前腸骨棘）・大腿骨→膝蓋腱→脛骨粗面	膝関節の伸展 ＊股関節の屈曲（大腿直筋）	
	屈筋群	大腿二頭筋	坐骨（坐骨結節）・大腿骨→腓骨（腓骨頭）	股関節の伸展 膝関節の屈曲・外旋	坐骨神経
		半腱様筋	坐骨（坐骨結節）→脛骨（鵞足部）	股関節の伸展 膝関節の屈曲・内旋	
		半膜様筋	坐骨（坐骨結節）→脛骨（内側顆）	股関節の伸展 膝関節の屈曲・内旋	
	内転筋群	恥骨筋	恥骨→大腿骨（恥骨筋線）	股関節の屈曲・内転	閉鎖神経 （大腿神経, 坐骨神経）
		長・短・大内転筋	恥骨・坐骨→大腿骨	股関節の内転	
		薄筋	恥骨→脛骨（鵞足部）	股関節の内転 膝関節の屈曲・内旋	
下腿の筋	伸筋群		脛骨・腓骨や下腿骨間膜から起始し，下腿の前面を走り，伸筋支帯の下を通る	足関節の背屈 足部の内返し・外返し 足趾の伸展	深腓骨神経
	屈筋群		大腿骨・脛骨・腓骨や下腿骨間膜から起始し，下腿の後面を走り，いくつかは屈筋支帯の下を通る ＊下腿三頭筋（腓腹筋，ヒラメ筋）はアキレス腱となって踵骨に付く	足関節の底屈 足部の内返し・外返し 足趾の屈曲	脛骨神経
	腓骨筋群		腓骨から起始し，下腿の外側を走り，足底に至る	足関節の底屈 足部の外返し	浅腓骨神経

することで足関節や足趾の運動に作用する．また，伸筋と腓骨筋群は深・浅腓骨神経，屈筋は脛骨神経によって支配される（表4.5.2，図4.5.2）．

(3) 足の内在筋

足の筋のうち下腿の筋を除いた足の内在筋は，足背の筋と足底の筋（母指球筋，小指球筋，中足筋）に分類され，前者は深腓骨神経，後者は脛骨神経から分枝した内側・外側足底神経によって支配される．

【西川　彰】

【西川晃子（執筆協力）】

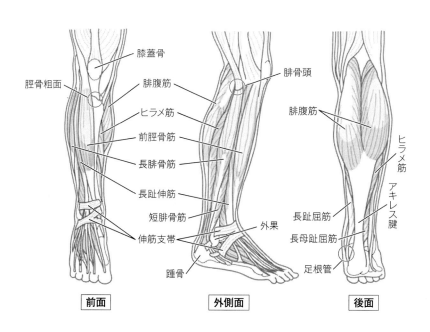

図 4.5.2　下腿の筋
下腿の筋のうち腓腹筋だけが唯一大腿骨から起始するため，足関節（底屈）に加えて膝関節（屈曲）の運動にも作用している．また，伸筋腱はすべて足関節前面で伸筋支帯の下を通り足部に至るが，屈筋腱では後脛骨筋腱，長趾屈筋腱，長母趾屈筋腱のみが屈筋支帯の下（足根管）を通過する．

5 循環器系

1. 血管系のしくみ

　人体活動には，エネルギーを必要とするが，このエネルギーは栄養素と酸素から生み出される．
　循環器系は血管，心臓，リンパ管から構成されており，その役割は体内の組織（細胞）に栄養素や酸素を供給する物質運搬と組織の活動の結果生じる老廃物や炭酸ガスを運び出すことである．
　血管は血液が通る管であり，この血液を全身にまわすポンプの働きをする心臓とともに循環器系を構成している．血液の流れには肺循環と体循環の2つがあり，このほか，消化管，膵臓，胆嚢，脾臓からの静脈を集め，肝臓に運ぶ門脈系の循環がある．

(1) 血管の構造と機能

　血管には，心臓から押し出された血液を末梢に向かって運ぶ動脈，末梢から心臓に向かって血液を運ぶ静脈，動脈から静脈に移行する細い毛細血管および毛細血管網がある．毛細血管・毛細血管網は，血液と組織（細胞）の間で酸素と二酸化炭素のガス交換（組織呼吸），栄養と老廃物の物質交換を行う．静脈は物質交換した血液を全身から心臓に戻す働きをする．動脈，静脈は内膜，中膜，外膜の3層構造をしている（図5.1.1）．毛細血管は赤血球がようやく通れる細さである．
　血管壁に血液が及ぼす圧力を血圧（一般に動脈血圧を指す）という．通常，1気圧を0として水銀柱の高さ（mmHg）で表す．動脈血圧は静脈血圧より高く，この血圧の差で，血管内を血液が循環する．動脈血圧は心拍動に伴って変動する．心収縮期にもっとも高く（最高血圧・収縮期血圧），心拡張期にもっとも低い（最低血圧・拡張期血圧）．動脈血圧は心身の条件により変動し，日内変動もあり，年齢による個人差も大きい．WHOでは，安静時の血圧正常値の診断基準を140/90 mmHg未満としている（表5.1.1）．
　高血圧の自覚症状は比較的ないことが多いが，急激な血圧上昇では，頭痛，嘔気や視力障害などが発症する．高齢者は動脈硬化症によって収縮期

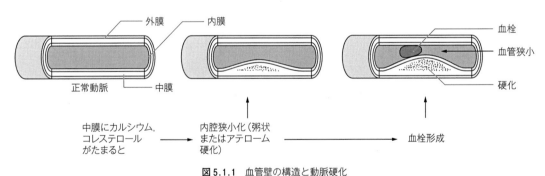

図5.1.1　血管壁の構造と動脈硬化

表5.1.1　WHOの血圧診断基準

	高血圧	正常血圧	正常高値血圧
最高・収縮期血圧	140 mmHg 以上	130 mmHg 未満	130～139 mmHg
最低・拡張期血圧	90 mmHg 以上	85 mmHg 未満	85～89 mmHg

表5.1.2　高血圧の分類

本態性高血圧	加齢に伴う高血圧など，高血圧全体の90～95%．遺伝や環境要因が影響
二次性高血圧	腎臓疾患，甲状腺機能亢進症などが背景にある

血圧が高くなる傾向がある（表5.1.2）.

体表から触れる上腕動脈や橈骨動脈などの血管（図5.1.2）では，心臓の拍動と一致する脈拍を触れる．脈拍は心臓が収縮したときに動脈壁に振動が生じて起こる．心臓の状態を知るもっとも簡単な方法である（表5.1.3）.

(2) 高齢者に起こりやすい血管の変化と疾患

加齢に伴い，動脈硬化症が発症する．

表5.1.3 脈拍

安静時脈拍：60〜80回/分
頻脈：100回/分以上　精神的緊張，ショック，発熱，貧血，甲状腺機能亢進症などで発症
徐脈：通常60回/分以下　高齢者は徐脈傾向，甲状腺機能低下症，脳圧亢進時などで発症

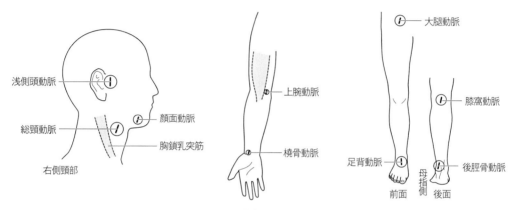

図5.1.2　体表から触れる動脈

表5.1.4　動脈硬化症：動脈壁肥厚，弾力性低下，内腔狭小化による．動脈硬化症といえば①を指す．

種類	①粥状・アテローム性硬化症	②細動脈硬化症	③メンケベルグ硬化症
原因	粥腫形成，高頻度で重要	細小動脈壁の肥厚とフィブリノイド変性	動脈中膜の石灰化

表5.1.5　動脈硬化性高血圧症（粥状硬化性高血圧症，老年性高血圧症）

性状	通常55歳以上，大血管の弾性低下，収縮期血圧上昇，
影響	冠状動脈疾患，心不全，脳血管障害へのリスク

表5.1.6　動脈硬化性心血管性疾患

冠状動脈硬化に起因	狭心症，心筋梗塞
狭心症	心筋に栄養を送っている冠状動脈の血流が一時的に減少し，心筋への酸素供給が不足して発症．絞扼状の胸痛発作が2〜3分継続． ニトログリセリンが有効
心筋梗塞	冠状動脈の血栓形成などによる閉塞で生じる限局性心筋壊死．発作時に不安感を伴う胸内苦悶や強烈な痛みが30分以上継続．冷汗，呼吸困難，意識消失なども起き，死に至ることもある．高齢者では，強い痛みがなく，胸の違和感や胃が痛いなどの訴えもある．モルヒネが有効
大動脈硬化に起因	大動脈瘤，大動脈解離
腎動脈硬化に起因	腎血管性高血圧症
末梢動脈硬化に起因	閉塞性動脈硬化症
閉塞性動脈硬化症	動脈硬化に伴う血管の狭小化により，腸骨動脈，大腿動脈，下腿動脈などに好発する．足などの末梢血流が悪化すると，しびれ，皮膚温低下，安静時疼痛，さらに間欠性跛行*が出現

*間欠性跛行（かんけつせいはこう）：歩行中に足に痛みが出るが休憩するとおさまり，再び歩けるようになるが，またしばらくすると痛み出すことを繰り返す状態．

5 循環器系

2. 心　　臓

心臓は心筋組織からなる重さ約 300 g の臓器であり，血液循環の源となる．

(1) 心臓の位置と構造

心臓は胸部の中央（前正中線）からやや左方に相当する胸腔の縦隔前下部面に位置し，横隔膜上面にある．左右の肺に囲まれており，大きさは成人のにぎりこぶし大である．表面の心房と心室の境には冠状溝があり，冠状動脈，冠状静脈が走行している．

心臓には，4 つの部屋（左右の心房，左右の心室）と 4 つの弁（右の心房と心室の境にある房室弁（三尖弁），左の心房と心室の境にある房室弁（僧帽弁），左心室から出る大動脈口に大動脈弁，右心室から出る肺動脈口に肺動脈弁）がある．動脈弁は 3 枚の半月状の形をしており，半月弁とも呼ぶ．これらの弁は血流の逆流を防いでいる．

胸腔内において，左右心房は右後上方に位置し，左右心室は左前下方を占める．左心室は大動脈弁から動脈血を全身に送り出し，右心室は上大静脈と下大静脈から右心房に流入した静脈血を肺動脈弁から左右肺に送り出す．

心筋は心室壁の方が厚く，心房壁は薄い．内腔は心房中隔，心室中隔によって左右の心房と心室に分けられている．右心房には，上大静脈，下大静脈，冠状静脈洞が，左心房には左右の 2 本の肺静脈が入る．左心室からは大動脈，右心室からは肺動脈が出ている（図 5.2.1）．

(2) 刺激伝導系（図 5.2.2）

心筋は心臓を取り巻いている冠状動脈から栄養を供給されており，心臓は心筋から自動的に発生する電気刺激によって拍動している．心筋には固有心筋と特殊心筋があり，心臓が収縮して血液を送り出す力を生み出すのは固有心筋である．特殊心筋は固有心筋に刺激（興奮）を伝える役目をしており，刺激（興奮）伝導系を構成している．

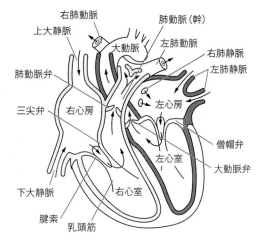

図 5.2.1　心臓の構造と血液の流れ

最初に洞（洞房）結節を構成する特殊心筋に興奮（活動電位・心筋の膜電位発生）が発生し，自動的に 1 分間 60～90 回の頻度で興奮を繰り返し，心房筋から房室結節に伝えられる．洞房結節は右心房と上大静脈の接合部にあり，生理的自動能を有し心臓全体の歩調取り（ペースメーカー）となっている．次いで，ヒス束（房室束）から右脚と左脚に分かれて心室筋へと興奮が伝えられる．ヒス束以降の特殊心筋をプルキンエ線維と総称する．心電図は心筋の興奮により生じる電位変化を，体表に装着した電極により記録したものであり，臨床現場できわめて有用な情報が得られる．

(3) 心臓の血管

心臓には，冠状動脈が分布している（図 5.2.3）．左右冠状動脈は大動脈の心臓起始部から分岐し，心臓表面を取り巻くように走行して，心筋に栄養を与えている．心臓壁を還流した血液は心臓の後面で，右心房と右心室との間にある冠状静脈洞に集まり，右心房に注ぐ．

(4) 心　　膜

心臓全体は心膜に包まれており，心膜腔が形成されている．心膜腔内にはわずかな量の心膜液が

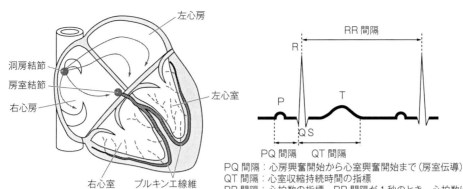

図 5.2.2 刺激伝導系

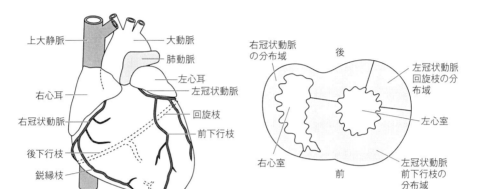

図 5.2.3 心臓の表面と冠状動脈

ある．心膜腔内に心筋梗塞や心外傷などで心臓壁が破裂し，血液などが貯留すると，心機能が冒される．この状態を心タンポナーデという．

(5) 心臓の神経（表5.2.1）

心臓には，自律神経が分布しており，交感神経と副交感神経のバランスにより調節されている．

心臓には，第1・2胸神経（脊髄神経）に由来している感覚神経も分布しており，狭心症や心筋梗塞で，痛みが左肩部，上腕内側部に放散することがある．

(6) 心臓の機能

心臓はポンプの役割を果たし，収縮-拡張-収縮-拡張を繰り返す．収縮から次の収縮までを心周期という．1周期は心拍が75/分のとき，0.9秒間である．心臓は収縮期に心室から血液を送り出し，拡張期には，心室に血液を満たす．

心臓のポンプ機能が悪くなると，すなわち高血圧が継続すると，血管や心臓に大きな負担がかか

表 5.2.1 心臓の自律神経

	交感神経	副交感神経
心拍数	速い	遅い
収縮力	増強	減弱
興奮性	興奮しやすい	興奮しにくい

り，「疲れやすい」，「息苦しい」，「ドキドキする」，「手足がむくむ」，「食後にお腹が張る」，「手足が冷たい」，「横になると，もっと苦しい」などの慢性心不全の病状が発症し，元気なときの状態に戻りにくく，生命に関わってくる．慢性心不全の病態にある人は全国で約300万人おり，60歳以上になると，死亡率が高まる．心臓は小型高性能ポンプの働きで，収縮と拡張を1日約10万回リズムよく繰り返している．

心臓のポンプ機能が悪くなると，バックアップ（代償）機能が働くが，心肥大，心機能低下の増悪などから心臓に大きな負担がかかり，体内に水分が溜まりやすく（下腿浮腫など）なる．

5 循環器系

3. 循環系

(1) 体循環, 肺循環

　血液循環は心臓のポンプ機能により拍出された血液が身体各部の血管内を流れることである. 左心室から拍出された血液が全身の体組織を循環し, 右心房に戻る循環を体循環系, 右心室を出た血液が肺組織を通って左心房に戻る循環を肺循環系と呼ぶ（図5.3.1）. 体循環系において, 血液は毛細血管を通過する際に組織（細胞）との間で物質交換を行い, 細胞が必要とする酸素や栄養素を供給し, 代謝により生じた二酸化炭素や老廃物を回収する. 肺循環系では, ガス交換が行われ, 血液中に酸素が摂取され, 肺胞気中に二酸化炭素

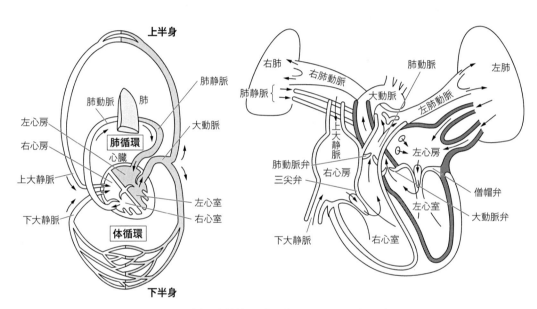

図5.3.1　全身の血液循環, 左右肺の血液の流入, 流出方向

が排出される．物質交換が行われないと，細胞は死滅する．血液循環が途絶することを梗塞（こうそく）という．

心臓から出ていく血管を動脈，心臓に入る血管を静脈，また酸素の多い血液を動脈血，少ない血液を静脈血という．一般に，動脈に動脈血，静脈に静脈血が流れているが，肺循環系の肺動脈には酸素の少ない血液，肺静脈には酸素の多い血液が流れている．

(2) 胎児循環（図5.3.2）

胎児は母体の中にいるので，肺を介する呼吸機能は働いていない．酸素や二酸化炭素のガス交換は，胎盤と母体の血液との間において行われる．胎児の心房中隔には卵円孔と呼ばれる小孔があり，大部分の血液は右心房から左心房に流れる．また肺動脈と大動脈は動脈管（ボタロ管）を介してつながっており血液の一部は肺を通らないで，この動脈管から体循環系に移行する．胎盤で酸素と栄養素を受け取った血液は，臍静脈（さいじょうみゃく）を通って胎内に戻る．臍静脈は門脈と合して肝臓に入り，酸素飽和度の高い血液を肝臓に供給する一方，静脈管を通って下大静脈から右心房に至る．出生後はこれらの孔や管は閉鎖する．

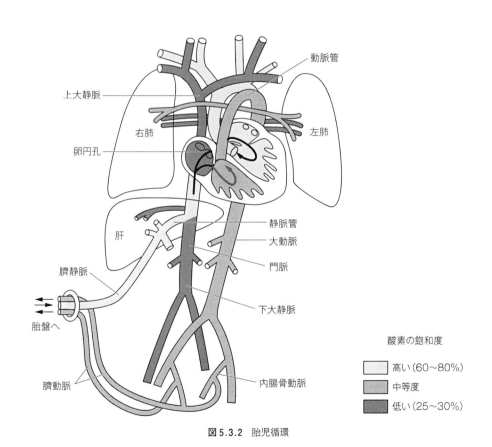

図5.3.2 胎児循環

5 循環器系

4. 動脈系

(1) 大動脈系 （図5.4.1, 5.4.2）

動脈系の本幹は大動脈である．大動脈は起始部で太さ3cm，壁の厚さ2mmの太い動脈であり，左心室から出て，上方に向かい（上行大動脈），弓状に左後方に曲がり（大動脈弓）脊柱前方の胸腔を下行する（下行大動脈・胸大動脈）．胸大動脈は横隔膜を貫き，腹腔を下行し（腹大動脈），第4腰椎の前で左右の総腸骨動脈に分かれる．

大動脈弓部からは左鎖骨下動脈と左総頸動脈，腕頭動脈が分岐する．腕頭動脈は右鎖骨下動脈と右総頸動脈に分かれる．

総頸動脈が外頸動脈と内頸動脈に分岐する基部に頸動脈洞と呼ばれる部分がある．頸動脈洞は分布している舌咽神経分枝によって，動脈血圧の変化を感知して循環調節に関与する（頸動脈洞圧受容器）．

左右鎖骨下動脈は鎖骨の下から腋窩に入り，腋窩動脈となる．左右の鎖骨下動脈から分岐する椎骨動脈は頸椎の横突孔を通って上行し大後頭孔から頭蓋内に入り，脳に分布する．

胸大動脈からの分枝には，気管支動脈，食道動脈，肋間動脈がある．

腹大動脈は消化管，腎臓，卵巣，腹壁に分布する．総腸骨動脈は骨盤内臓器の動脈であるが，内腸骨動脈と下肢に分布する外腸骨動脈に分枝する．内腸骨動脈は主に骨盤内臓器と内陰部・殿部に分布する．外腸骨動脈は下肢に分布する幹動脈であり，大腿，膝窩，脛骨動脈に分かれる．

(2) 頭部の動脈系 （図5.4.3）

左右総頸動脈はともに甲状軟骨上縁の高さで外頸および内頸動脈に分かれ，外頸動脈は頭皮，顔面などに分布する．内頸動脈は頭蓋腔内に入り，前大脳動脈，中大脳動脈に分岐する．前大脳動脈，中大脳動脈は脳底部において，椎骨動脈分枝の後大脳動脈，さらに交通動脈とともに大脳動脈輪（ウィリス動脈輪）を形成する．

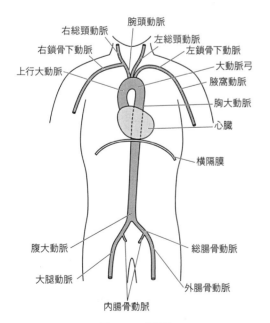

図5.4.1　大動脈

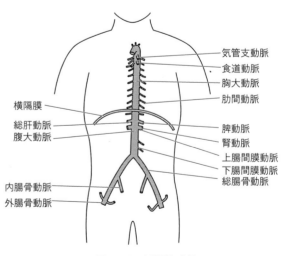

図5.4.2　大動脈と分枝

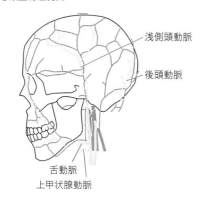
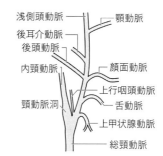
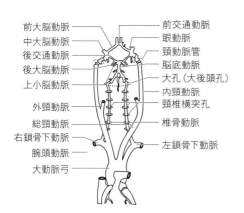
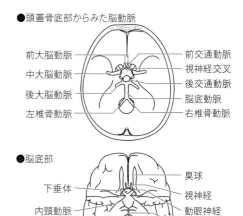

図 5.4.3　頭部の動脈および大脳動脈輪

(3) 四肢の動脈系

上肢の動脈系は図5.4.4に示す．橈骨(とうこつ)動脈は手首のところで体表に接して走行しているので，脈拍を触れる．

下肢の動脈系は図5.4.5に示す．鼠径(そけい)部，膝窩部，足首の足背部などで，脈拍を触れる．

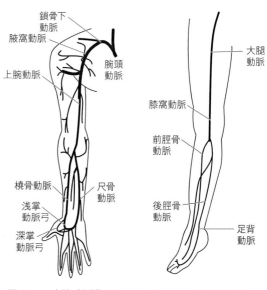

図 5.4.4　上肢（右側）の動脈系

図 5.4.5　下肢（右側）の動脈系

5 循環器系
5. 静脈系

静脈は大静脈系（上大静脈，下大静脈），冠状静脈洞，門脈系，奇静脈系に分けられる．静脈には，体表からみえない深部を動脈に沿って走行する深静脈と皮膚表面からよくみえる皮静脈がある．深静脈は一般に動脈と同じ名前で呼ばれる．皮静脈は静脈内注射や採血の際に用いられる．

(1) 大静脈系

毛細血管系によって組織・細胞との間で物質交換を行って，動脈血から静脈血となった血液は末梢から静脈系血管に集められ，次第に太くなった上大静脈，下大静脈として心臓に戻る．図5.5.1に大静脈系の主幹，図5.5.2に頭頸部の静脈を示す．

(2) 皮静脈

上肢では皮静脈が発達している．図5.5.3に上肢，図5.5.4に下肢の皮静脈を示す．

下肢の皮静脈が妊娠や立ち仕事の継続などで圧迫，拡張されると，血液が溜まり（鬱滞），瘤を作る．静脈瘤と呼ばれ，高齢者に多くみられる．

静脈還流は，深部静脈周囲の筋肉によった筋ポンプの働きや静脈内に多数ある弁（静脈弁）によって逆流しないように構成されている．静脈の著しい拡張で静脈弁に機能不全が起こると，深静脈血が皮静脈に逆流して，皮静脈に鬱滞・鬱血が起こり，静脈瘤が形成される．

(3) 門脈系（図5.5.5）

門脈は腹腔内の消化管，膵臓や脾臓からの血液を集めて，肝門から肝臓に至る．肝臓内では毛細血管網を形成し，中心静脈を経て，肝静脈となり，肝臓を出て下大静脈に連絡する．

門脈系静脈は食道下部，直腸下部，腹壁などで，上・下大静脈系の静脈と吻合（異なった血管や臓器と連絡）する．肝硬変や肝癌などで，門脈の通過障害が起きると，血液は吻合枝（側副血行路）を通って直接に上・下大静脈に流入しようとする．そのため，吻合枝の拡張が起きる．拡張によって鬱血が生じると，門脈の血圧が上昇して，門脈圧亢進症が起こり，食道静脈瘤，痔核，脾臓の鬱血（脾腫）などがみられ，腹水が溜まったりする．

(4) 奇静脈系（図5.5.6）

奇静脈は胸腹壁の血液を集めて，脊柱の両側を走る静脈で，上方では上大静脈に連絡し，下方では，下大静脈と連絡する．半奇静脈は下方で総腸

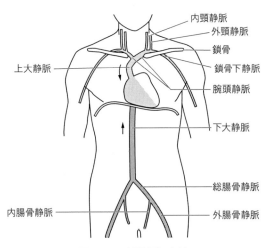

図5.5.1 大静脈系の主幹

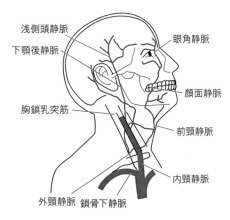

図5.5.2 頭頸部の静脈
外頸静脈は体表からよく観察できる皮静脈である．

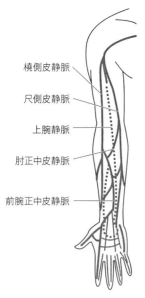

図5.5.3 上肢（右側）の皮静脈

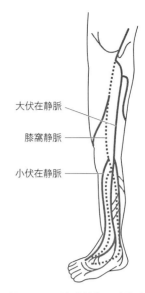

図5.5.4 下肢（右側）の皮静脈

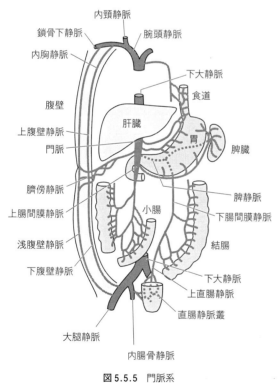

図5.5.5 門脈系

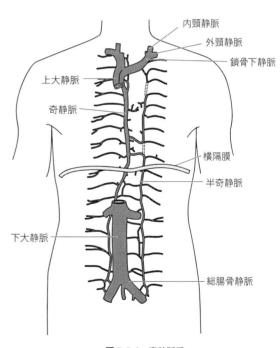

図5.5.6 奇静脈系

骨静脈と連絡して，上方では右に屈曲して奇静脈に至るので，下大静脈が閉塞した場合に側副血行路として，重要となる．

【澤口彰子】

6 血液・造血器・リンパ系

1. 造血器のしくみ

(1) 骨髄における造血

骨髄は網目状組織（細網組織）の中に幼く，若い血液細胞が詰まってできている．この血液細胞が分裂・増殖あるいは分化して，新しい赤血球，白血球，血小板などの血球細胞を作る組織（造血組織）となる．このような造血機能を営む骨髄は赤色骨髄と呼ばれ，全骨髄重量約 2600 g のほぼ半分を占め，主要な造血器（造血組織のある臓器）となる．造血は，胎生 2 週目（胚胞期）ごろから卵黄囊（胚子の腹側に形成される嚢状構造物）で始まり，胎生 9 週目ごろになると，その働きは肝臓，脾臓などに移動する．肝蔵や脾臓での造血は胎児の出生で終わるが，胎生 3～4 か月ごろから造血を開始していた骨髄は出生後も造血を継続している（図 6.1.1）.

骨髄での造血は，出生後，10 歳前後でピークに達するが，それ以降は減少する．脛骨・大腿骨骨髄での造血は 20 歳内外で終了し，肋骨骨髄での造血は 40 歳前後で 1/3 に減少する．椎骨・胸骨骨髄での造血は 60 歳前後で 1/2 に減少して，以後は緩やかな減少パターンをとる．このため，高齢者には貧血が発症しやすい．

造血のもとになる細胞（造血幹細胞・血液幹細胞）には骨髄球系細胞，赤血球系細胞，巨核球系細胞があり，骨髄球系幹細胞からは顆粒球（白血球），赤血球系幹細胞からは赤血球，巨核球系幹細胞からは巨核球（血小板）が形成される．赤血球系幹細胞から最終的に分化した網状赤血球は脱核して，核のない赤血球となり血管内に放出される．巨核球は直径 70～100 μm の巨大な細胞で，この細胞の細胞質が細かくちぎれて，血管内に放出され，血小板となる．血管内に放出された赤血球の寿命は血管内で約 120 日，白血球は約 3～5 日，血小板は約 7～14 日である．

出生後，何らかの病変によって，骨髄の造血機能が冒されると，代償性に肝臓などで，造血が起こることがある．これを骨髄外造血と呼ぶ．

(2) 関連する疾患
a. 白血病

造血器において，白血球系の細胞が分化，増殖の過程で異常に増殖し，腫瘍細胞（白血病細胞）となる．これが血液中に多数増加すると白血病となり骨髄性とリンパ球性白血病に大別される．骨髄性白血病は急性と慢性の骨髄性白血病からなる．発症後，約 5 年後に脾腫の増大が起こり，通常数年で慢性期から移行期を経て，急性転化して死亡する．リンパ球性白血病はリンパ芽球の増殖

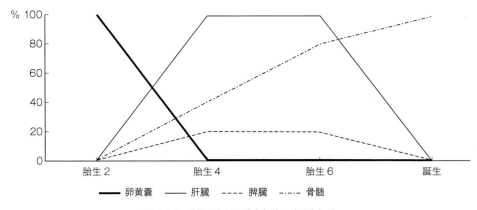

図 6.1.1 胎児における造血部位の移り変わり

を特徴とする白血病である．小児の場合は化学療法にて，高い長期生存率を得ているが，成人例の多くは予後不良で，しばしば骨髄移植の適応となる．

b．再生不良性貧血（発作性夜間ヘモグロビン尿症症候群）

骨髄の造血機能が著しく低下あるいは消失する疾患．再生不良性貧血が先行し，その経過中に遅れてヘモグロビン（血色素，Hb）尿症が発症してくる疾患と呼称していたが，最近は骨髄低形成を伴う夜間ヘモグロビン尿症と呼ぶこともある．

c．治療・骨髄移植

白血病や再生不良性貧血の患者（受血者）に健常者（提供者）の骨髄を移植して，正常な造血機能の回復を図る治療．その際には，受血者の抗癌療法や放射線療法で，癌化細胞の死滅を図ることも必要とされ，また両者の白血球型（HLA型）適合などが必要となる．

【澤口彰子】

表6.1.1 血液中の血小板，赤血球，白血球の検査数について

血液中の数	正常値・基準値	異常値になると	働き・機能
血小板・栓球	10〜40万個/mm³	低値：血小板減少性紫斑病，骨髄機能低下	止血と病的血栓（血管閉塞性・虚血性疾患の脳血栓症，狭心症発症）形成
赤血球	男子：500万個/mm³ 女子：450万個/mm³	低値：貧血など，貧血は年齢，性により値に差がある	酸素や二酸化炭素の運搬．血液容量の半分をしめる．赤血球は無核で細胞の中で最大
白血球	4000〜8500個mm³	低値：再生不良性貧血他 高値：細菌性感染症，白血病など	病原菌の喰機能や感染（炎症）に対する生体防御機能．ヘビースモーカーは煙の有害物質によって慢性の気道炎症をおこしており，生体防御のため白血球数が1万個以上になることもある

6 血液・造血器・リンパ系

2. 血液のしくみ

(1) 血漿/血球の種類と機能

a. 血漿

水分中にアルブミン，グロブリンなどの蛋白や，フィブリノーゲンなどの凝固因子，ナトリウムやカリウムなどの電解質を含んでいる．細胞の栄養となるブドウ糖や脂質を含み，細胞からの老廃物も含んでいる．体内における物質の運搬を担っている．

b. 赤血球

核のない大きさ約 $8\mu m$ の細胞で中心がくぼんでいる．細胞内にヘモグロビン（Hb）を含み，肺で受け取った酸素を体内の各組織細胞に運搬している．赤血球数の基準範囲は，男 $4.0～5.5×10^6/\mu L$，女 $3.5～5.0×10^6/\mu L$ である．

c. 白血球

白血球数の基準範囲は $3.5～9.0×10^3/\mu L$ である．白血球は，さらに以下のように分類される．

- 好中球：分葉核をもち，体内に侵入した異物の除去を行う．
- 好酸球：アレルギーに関与．寄生虫感染時に増加する．
- 好塩基球：アレルギーに関与する．
- リンパ球：Tリンパ球による細胞傷害やBリンパ球による抗体産生．
- 単球：血管外でマクロファージとなり，異物除去や抗原認識をする．

d. 血小板

血小板数の基準範囲は $15～35×10^4/\mu L$ である．

核のない大きさ約 $3\mu m$ の細胞で，止血に関与する．⇒血管が破綻して出血したとき，出血点に集まり，凝集して一次止血を行う．その後，同部でフィブリンが血小板どうしを強く結合し二次止血となる．

(2) 病気との関連

a. 貧血

ヘモグロビンの基準範囲は男 14～18，女 12～16 g/dL である．

Hbの低下を貧血という．赤血球数減少を伴う場合と赤血球数は保たれる場合がある．外傷による出血や消化管出血による血液の喪失は，赤血球数減少が伴う貧血である．頻度が多いのは鉄欠乏性貧血で女性に多い．胃切除後の貧血はビタミン

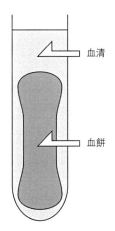

図 6.2.1 血漿・血清
血液を採血して放置すると，やがて血液の塊ができる．これを血餅という．同時に淡黄色透明の液体ができる．これを血清という．血餅は血液中の細胞成分がフィブリンを含め，固まったものである．血清は高トリグリセリド血症のあるときは白濁する．血液凝固を防止するような抗凝固剤入りの試験管で採血したときは，血球成分は沈殿し，液体成分と分離する．この液体成分は血漿といいフィブリノーゲンを含んでいる．

中央は色がうすくなっている
形がゆがんでいるものも見られる
Φ7～8μm
厚さ2μm

図 6.2.2 赤血球
赤血球は平板で中心がくぼんだ形をしている．大きさは約 $8\mu m$ くらいまでで赤芽球細胞から脱核して生成されるため，細胞核がない．内部にヘモグロビンを含む．このヘモグロビンは鉄を使って合成され，酸素を運搬する役割がある．赤血球は肺で酸素を受け取り，ヘモグロビンが酸素と結びつき，血管を通じて赤血球は体内各組織に運ばれて，そこで酸素を細胞に供給する働きをしている．ヘモグロビン濃度が低下すると，貧血という状態になる．鉄欠乏性貧血は摂取する鉄が不足し，ヘモグロビン合成ができなくなり貧血になってしまう．

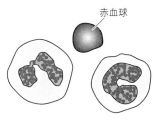
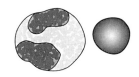
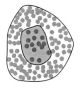

分葉核と桿状核 　　核が2核　　　　　　　好塩基球性顆粒が見られる
　　　　　　　　大きな好酸性顆粒がみられる　核の上にも顆粒がのっている

　好中球　　　　　　　　好酸球　　　　　　　　　好塩基球

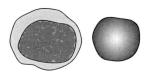
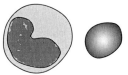

　　　　　　　　　　　　核がくびれている
　リンパ球　　　　　　　　単球

図6.2.3　白血球・顆粒球

白血球は顆粒球である好中球，好酸球，好塩基球，さらにリンパ球，単球に分類される．免疫システムはこれらの白血球が，それぞれサイトカインの作用により共同して働き，体外からの異物を，排除するようになっている．いずれも赤血球より大きい．

B_{12}不足による貧血である．老人性貧血もある．

b．多血症

　Hbの基準値を超える増加．

c．白血球数・血小板数の変化

- 白血球の増加
  ① 慢性骨髄性白血病—好中球が増える．成熟した白血球の働きがないので，感染症に対する抵抗力が低下する．
  ② 感染症—細菌感染でみられる．体内に侵入した細菌を排除するため，免疫の働きにより白血球が増加する．
- 白血球減少
  ① 薬物の副作用によるもの．
  ② ウイルス感染時．HIVによるCD4陽性白血球減少．
- 血小板増加
  緩やかな消化管出血などの体内での出血でみられる．
- 血小板減少
  ① ウイルス感染でみられる．
  ② 特発性または血栓性血小板減少性紫斑病
  ③ 播種性血管内凝固症候群（DIC）
  DICは血管内で血液が凝固してしまう状態で

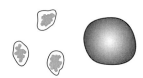

赤血球（右）と比べてもかなり小さい

図6.2.4　血小板

ある．悪性腫瘍，重症感染症などを原疾患として発症してしまう．血液中では血小板減少，血液凝固因子減少，フィブリン分解産物増加などが起こる．

（3）血漿中に溶けているもの

　血中アルブミンは肝臓で合成されるため，肝障害があるとアルブミン濃度が減少する．また，腎障害でアルブミンの再吸収ができなくなると，アルブミン濃度は減少する．腹水や下腿浮腫を起こす．

　グロブリンは免疫に関与している．

　フィブリノーゲンは出血が起こったとき出血部位でフィブリンに変わり，血小板を固定する．

　血液凝固因子異常があると，血液が固まらず出血傾向となる．血友病Aは第VIII因子，血友病Bは第IX因子の欠損で起こる．

6 血液・造血器・リンパ系

3. リンパ系のしくみ

リンパ系は血漿成分の一部が，静脈系とは別に回収される経路となっている．

(1) リンパ管・リンパ節

血漿成分は静脈系を介して心臓に戻されるが，その一部はリンパ液として体内のリンパ管系を還流し，胸管から左鎖骨下静脈に注いでいる．リンパ管には静脈同様の弁が存在し逆流を防止している．リンパ管の閉塞は末梢にリンパ浮腫を呈する．

リンパ節はリンパ管に沿って存在し，体内の異物処理の場となっている．癌細胞やウイルスに感染した細胞，白血球などが集まる．

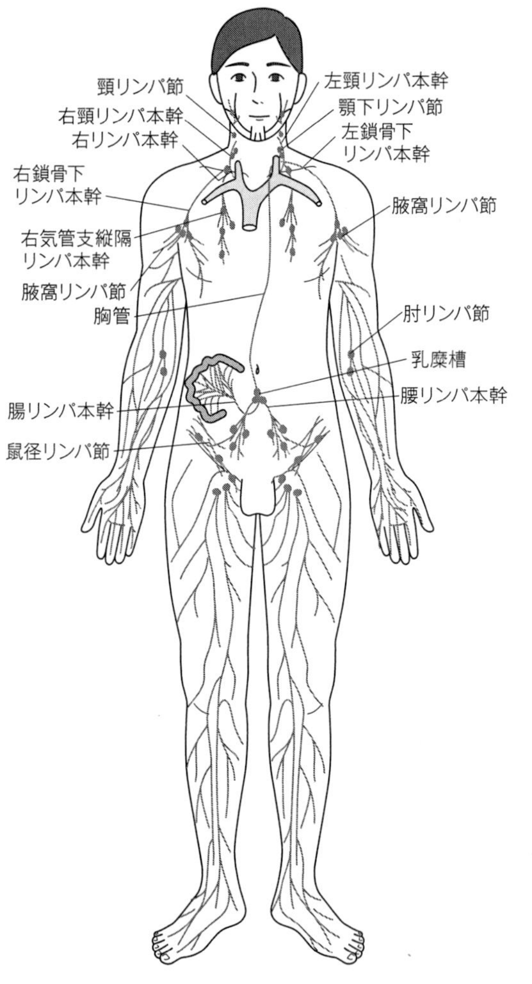

(2) 胸腺・扁桃

胸腺は骨髄でできた未熟なT細胞がここに集まり，成熟する場所である．T細胞成熟を促すチモシンを分泌する内分泌器官でもある．心臓の前面に位置し大きさは子どもと高齢者では10〜15 g，成人で30〜40 gである．

扁桃は気道を通過するウイルスや細菌が付着する．リンパ性器官の一つで免疫反応の場である．

(3) 免疫機構

体内に異物，病原体が侵入したとき，これらを排除するしくみが体に備わっている．これを免疫といい，免疫を惹起する異物や病原体を抗原という．

図6.3.1 リンパ系
リンパ系はリンパ管とリンパ節などにより形成されるシステムで，細胞間質にあるリンパ液がリンパ管を還流して，右リンパ本幹および胸管から静脈系に流入する．リンパ節は頸部，腋窩部，傍大動脈部，肺門部，腸間膜，腸骨部，鼠径部などに散在し，異物や細菌や癌細胞などがここで処理される．扁桃，胸腺，脾臓をリンパ性器官という．腸管にあるパイエル板もリンパ性器官である．

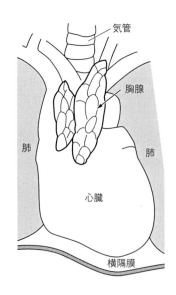

図6.3.2 胸腺

身体が傷ついたとき，損傷部位では毛細血管および周辺血管の透過性が増し，多量の白血球や免疫物質が集まり，細菌や異物の侵入を防ぐため白血球は異物を貪食し細菌を破壊する．さらに出血に対して止血機構が働き，傷口を塞いで血管内への細菌の侵入を防止する．これらは非特異的反応としてどの異物による障害でも起こる．

　特異的反応は非特異的反応に引き続いて起こる免疫反応であり，B細胞の産生する抗体の働きによる液性免疫と多くのT細胞が関与した細胞障害性に依存する細胞性免疫がある．

a．液性免疫…抗体が関与する免疫

　体内に異物や病原体が侵入すると，好中球が異物を貪食し，病原体を攻撃する．さらにマクロファージや樹状細胞が抗原を貪食し，侵入した病原体の情報をヘルパーT細胞に伝える．これを抗原提示という．ヘルパーT細胞はインターロイキンを放出しB細胞に抗体産生を命じるが，B細胞はγ-グロブリンと呼ばれる抗体蛋白を作り，この抗体が体内に侵入した抗原を攻撃する．抗体は侵入した微生物の抗原に反応し，補体と呼ばれる免疫蛋白の力で微生物の細胞膜を破壊し死滅させる．また，病原細菌の菌体から放出される毒素を中和する作用をもっている．抗体が病原体に作用すると，マクロファージなどの食細胞が病原体を活発に処理するようになる．これをオプソニン作用という．

b．細胞性免疫…T細胞の細胞障害による免疫

　抗原提示を受けたヘルパーT細胞から，攻撃対象を命令されたキラーT細胞は，侵入した病原微生物やウイルス感染した細胞に対して直接攻撃し破壊する．細菌に対して，キラーT細胞はリンホカインという特異的蛋白を作り攻撃する．ウイルスは感染した細胞内に潜み，細胞内で増殖し細胞外に放出されるので，キラーT細胞はウイルス感染した細胞を破壊し，ウイルスの増殖を止めて体内の感染拡大を防いでいる．

(4) 免疫記憶

　免疫は一度体内に抗原が侵入すると，T細胞，B細胞ともに記憶するしくみが備わっている．そのため同じ抗原の体内への2度目の侵入があったとき，以前に記憶されたT細胞，B細胞はすぐに活性化し細胞性・液性免疫を起動し抗体産生を行う．予防接種はこの免疫記憶による，抗原排除効果を求めて行われる．終生免疫を獲得できるものと，できないものがある．

【桑原敦志】

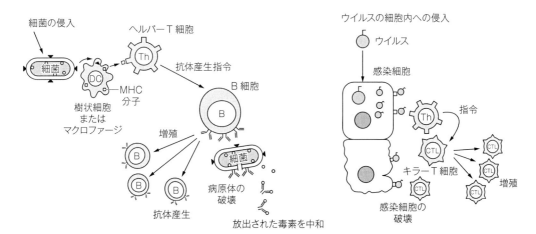

図6.3.3　免疫
細菌とウイルスが体内に侵入したときの免疫反応である．細菌が侵入したとき樹状細胞やマクロファージにより貪食され抗原が認識される．抗原提示されたヘルパーT細胞はインターロイキンによりB細胞に抗体産生の指令を出し，B細胞は増殖し抗体を大量に産生し細菌を攻撃する．細菌は抗原抗体反応で補体が作用し細胞膜に穴が開いて破壊される．ウイルスが細胞に感染したときはヘルパーT細胞の指令で，キラーT細胞は増殖し感染細胞を攻撃し細胞を破壊する．ヘルパーT細胞は免疫システムの司令塔として働いている．

7 消化器系

1. 消化器官と腹膜のしくみ

(1) 消化器官の全体像

消化器官は食物を取り込み，栄養素に分解し，血中へ吸収して，さらに消化できない残りを排泄する器官である．消化器官には食物を摂取・消化・吸収・排泄するまでの間に食物が通る消化管と，食物を消化・吸収するために必要な消化酵素を分泌する消化腺とがある．消化器官は図7.1.1に示すように体の上部から腹部にかけて位置している．消化管は，口腔・咽頭・食道・胃・小腸（十二指腸・空腸・回腸）・大腸（盲腸・上行結腸・横行結腸・下行結腸・S状結腸・直腸）・肛門であり，全長9mにも及ぶが，生体内では一定の筋緊張が保たれているので，それより短い．消化管は口腔と肛門で外界と接しているため，食物は体の外側を通過するといえる．消化腺は，唾液腺，肝臓・膵臓にある消化腺，胃や小腸の粘膜にある胃腺・腸腺などである．

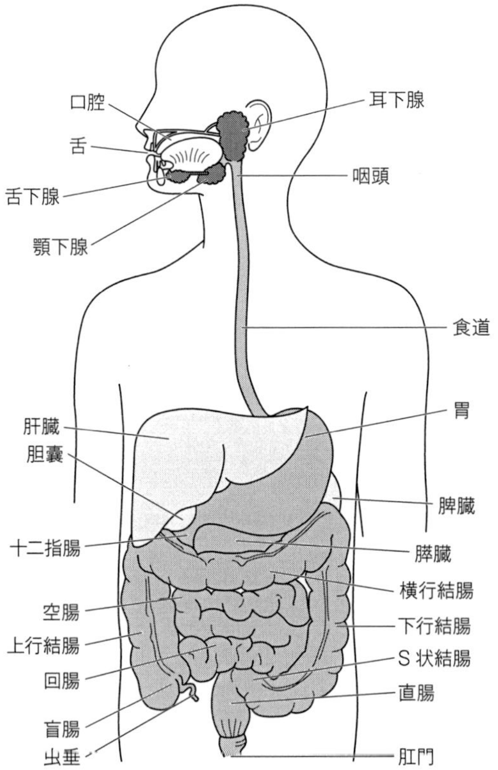

口腔に入った食物は歯と舌によって咀嚼され食塊になり唾液中の消化酵素によってデンプンが消化される．食塊は舌と咽頭の働きで食道に入り，食道の蠕動運動で胃に入る．胃では胃壁の平滑筋の収縮で食物はこねられ，胃腺から出る消化酵素の働きで蛋白質が消化される．食物は胃から十二指腸に送られ，ここで肝臓や膵臓から分泌された消化酵素により蛋白質や脂肪が分解され，次に送られる小腸でさらに分解が進み，ついに栄養として血管やリンパ管に吸収される．残りは大腸で水分が吸収された後，肛門から便として排泄される．消化管が行う攪拌と消化腺が分泌する消化酵素によって飲食物は分解され体に必要な物質が吸収されるのである．

消化管の基本的構造は内側より粘膜・筋層・外膜（漿膜）となっている．口腔粘膜，中・下咽頭粘膜，食道粘膜は飲食物により強い刺激にさらされるので重層扁平上皮でできている．小腸の粘膜は消化酵素を分泌したり栄養素などを吸収したりするため円柱上皮でできている．食道から大腸までの筋層は内側が消化管を輪状に取り囲む輪走筋，外側が縦に走る縦走筋となっており，飲食物を分節運動（輪走筋が収縮と弛緩を交互に繰り返す）で混和し，蠕動運動（輪走筋と縦走筋の収縮が上方から下方に伝わっていく）により移送する（図7.1.2）．

(2) 腹膜の構造としくみ

腹部の消化器官は腹膜で保護されている．腹膜には腹壁や骨盤壁の内面を覆う壁側腹膜と，臓器の表面を覆う臓側腹膜とがある（図7.1.3）．壁側腹膜と臓側腹膜とは互いに移行して連続している．胃・空腸・回腸・横行結腸・S状結腸・肝臓などは，全表面が腹膜で包まれるため，腹膜内臓器といわれる．十二指腸・膵臓・腎臓などは前面のみが腹膜で覆われ，後面は後腹壁に接着してい

図7.1.1 消化器官の全体像

るため後腹膜臓器といわれる．

壁側腹膜と臓側腹膜との間には隙間（腹膜腔）があり，正常では50 mLほどの体液が含まれる．各臓器に行く血管やリンパ管はこの腹膜腔を通っている．病気のとき，腹膜が炎症を起こしたときなどには腹膜腔に1000 mL以上の液が溜まることがある．これを腹水という．

壁側腹膜と臓側腹膜との移行部を間膜といい2枚の腹膜が合わさってできている．小腸にある間膜は腸間膜といい，小腸を腹壁に固定する役割をもつ．胃の上部に連なる間膜は小網，下部に連なる間膜は大網である（図7.1.3）．大網には多くの脂肪組織やリンパ節があり消化器官を保護するとともに腹腔に感染が起こったときは感染部位を包み込むように覆って炎症の広がりを防ぐ．

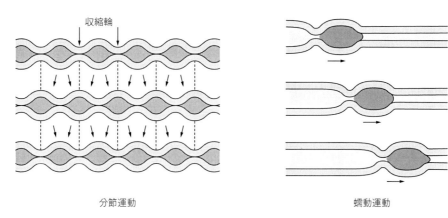

図7.1.2 分節運動と蠕動運動

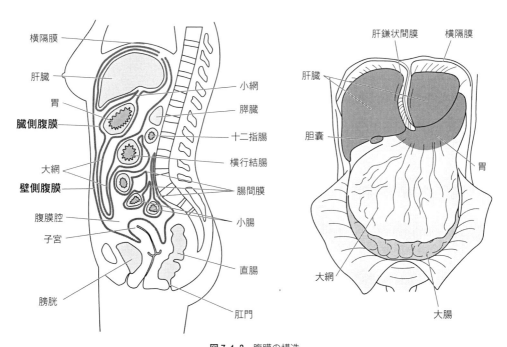

図7.1.3 腹膜の構造
左：人体（女性）の腹部の臓器を横からみたところ　右：人体の腹部の壁側腹膜を開いたところ

7 消化器系
2. 口　腔

(1) 口腔の構造の概要

口腔は口唇，口蓋，頬，口腔底で囲まれる部分であり，その中に舌や歯を含む（図7.2.1）．口腔の主な働きは食物の取り込み，咀嚼，嚥下，発声などである．

口腔の入り口は口唇であり，顔面の下部に口裂となって開く．口唇は上唇と下唇でできており，外面は皮膚，内面は口腔粘膜である．外面と内面の移行部は赤唇縁（いわゆる唇）である．口唇の動きは食物を口腔内に取り込んだり発音したりするために重要でありその周囲には多くの筋肉（口輪筋）が付いている．

口蓋は口腔と鼻腔を分ける仕切りになっており，前方2/3は内部に骨が入っている硬口蓋，後方1/3は軟口蓋となっている．軟口蓋の一番奥は口蓋垂となっており，物を飲み込む際にはこれが引き上げられて咽頭部の鼻腔の入り口をふさぐ．口蓋垂の左右両側は下方に向かって弓状に走る襞が2本あり，その間に口蓋扁桃がある．口蓋扁桃はリンパ組織でできており，口腔から入ってくる微生物から体を守る働きをする．

頬は口腔を左右から形作る．頬の内側は頬粘膜である．口腔の底は口腔底と呼ばれる部分であり，その上に舌がある．口腔底と舌は舌小体でつながっている．

口唇や口蓋は胎児のときに左右両側が癒合して形成される．この癒合がうまくいかないと上唇や口蓋に隙間ができること（唇裂口蓋裂）があり，生後数か月で手術を行う．

(2) 舌の構造

舌は横紋筋の塊でできており，表面は粘膜で覆われている．舌の先を舌尖，中央を舌体，後方

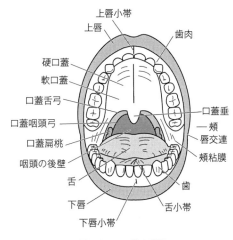

図7.2.1　口腔の構造

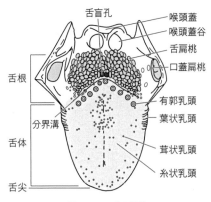

図7.2.2　舌の構造

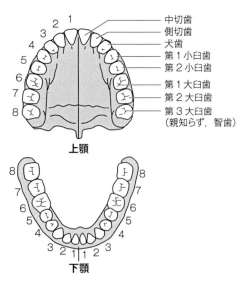

図7.2.3　永久歯列

を舌根という（図7.2.2）．舌は食物を取り込み，口蓋との間に挟んでつぶし，左右の歯に乗せ咀嚼させ，唾液と混ぜ一塊にして咽頭に運び飲み込ませる．また舌のさまざまな動きは種々の音の発声を可能にしている．舌の粘膜表面には4種類の乳頭（糸状，茸状，有郭，葉状）がびっしりと並んでいる．乳頭には味蕾が並んでおり感じ取った味刺激を大脳に伝えている．舌根にはいぼ状の舌扁桃があり，感染防御の役割を果たしている．

(3) 歯

歯は上顎と下顎の歯槽骨（顎骨の一部）にそれぞれU字型に植わっている（図7.2.3）．歯の形はそれぞれ異なり，中・側切歯および犬歯は食べ物を噛み切るのに適した形，小臼歯や大臼歯は食べ物をすりつぶすのに適した形をしている．大人の歯（永久歯）は全部で32本あるが，20歳ごろに最後に生える第3大臼歯（親知らず，智歯）が生えない場合は28本である．子どもの歯（乳歯）は，生後7か月ごろから順番に生え始め3歳ごろには20本全部の歯が生えそろう．乳歯は7歳ごろより順に抜け落ち，代わって永久歯が順に生えてくる．歯槽骨に埋まっている歯の部分を歯根，上に出ている部分を歯冠という（図7.2.4）．歯冠と歯根の移行部は歯頸（部）という．歯槽骨の表面は歯肉で覆われている．歯の構造は外側からエナメル質，象牙質，歯髄となっている．エナメル質は人体でもっとも硬い組織である．歯髄には血管や神経が入っている．

虫歯（う歯）は歯の表面に付着した歯垢（細菌とその代謝物の塊）の中で酸が産生され，歯に穴が開いたものである．穴が象牙質や歯髄に達すると激しい痛みが生じる．歯周病（歯槽膿漏）は歯垢中の細菌によって歯肉が炎症を起こし，さらに歯と歯肉との間の隙間（歯周ポケット）に細菌が入り込み歯周組織（歯肉，セメント質，歯根膜，歯槽骨）まで炎症が広がる病気で，放置すると歯槽骨が破壊されて歯がグラグラになり抜け落ちてしまう．

(4) 唾液腺

唾液を産生する組織は唾液腺であり，耳下腺，顎下腺，舌下腺の3大唾液腺のほかに頬，舌，口唇，口蓋などの粘膜に小唾液腺がある（図7.2.5）．耳下腺の唾液は両側の頬粘膜の上部から分泌され，顎下腺と舌下腺の唾液は舌の下に分泌口がある．唾液は1日に1.5Lほど分泌される．大部分が水だが，デンプンを麦芽糖に分解する消化酵素（プチアリン）を含むため，デンプンをよく噛んでいると甘く感じる．唾液は口腔内を湿潤させて舌の動きをよくし咀嚼や嚥下を助け，殺菌作用ももつ．唾液は味覚，嗅覚，視覚あるいは想像などにより脳が刺激を受けて分泌される．流行性耳下腺炎（おたふくかぜ）では耳下腺がウイルス感染により大きくはれる．高齢者では薬の副作用などのため唾液の分泌量が減少することがある．

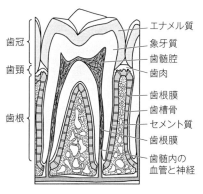

図7.2.4 歯の構造

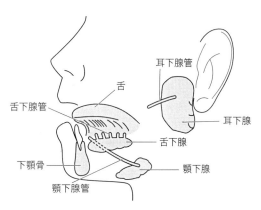

図7.2.5 大唾液腺の位置

7 消化器系

3. 咽頭・食道

(1) 咽頭の構造と機能

咽頭は鼻腔と口腔の後ろにあって、長さ約12 cmの管状の構造である（図7.3.1）。鼻腔から出入りする空気の通路であると同時に口腔から取り込む飲食物を飲み込む通路となるところである。

上方から下方に咽頭鼻部（上咽頭）、咽頭口部（中咽頭）、咽頭喉頭部（下咽頭）に分けられる。

咽頭鼻部の前方は鼻腔に通じている。両側壁には耳管咽頭口が開いているので、耳管を通して中耳とも通じている。そのため咽頭部の炎症が中耳の炎症（中耳炎）に広がることがある。また通常は外界と同じ気圧であるが、エレベーターや飛行機の急降下などによって外気圧が急激に変わると、耳管を通じての気圧の調整が間に合わず、中耳のみ気圧が低くなるため耳鳴りや耳の痛みを感じることがある。このようなときは唾液を飲み込むと咽頭の筋肉の動きにより耳管が開いて中耳内の気圧が調整され症状が治まる。

咽頭口部の前方は口腔に通じている。咽頭喉頭部の前方は喉頭口で喉頭に通じている。

咽頭壁は粘膜、筋層、外膜の3層でできている。筋層は咽頭筋（横紋筋）でできており、ものを飲み込む（嚥下する）とき重要な役割を果たす。

(2) 嚥下のしくみ

通常呼吸をしているときは、軟口蓋は下がり、空気は咽頭鼻部から咽頭口部、咽頭喉頭部から喉頭口に入る。このとき食道は閉じているので空気

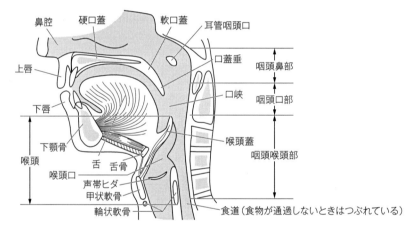

図7.3.1 咽頭の構造

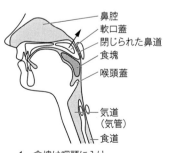
1. 食塊は咽頭に入り、軟口蓋は鼻腔を閉じる

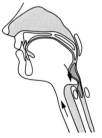
2. 喉頭蓋と合うまで咽頭が上がる。食塊は喉頭蓋を押して、下方へ曲げることで、気管の入口を塞ぐ。

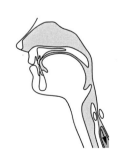
3. 食塊が食道に入る。

図7.3.2 嚥下のしくみ

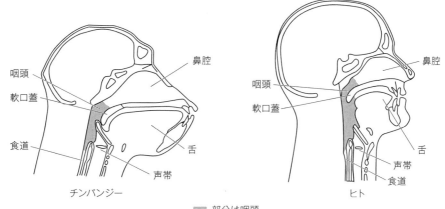

図7.3.3 チンパンジーとヒトの咽頭の比較
ヒトの咽頭部はチンパンジーに比べて長い．

は食道の方へは入らない．食物を飲み込むときは，軟口蓋は後上方に引き上げられて食物が鼻腔に入らないようにする．と同時に咽頭が上がり，喉頭蓋が喉頭口をふさぎ，食物が気管に流れこまないようにする．さらに食道の入り口が開き，食物は食道に入る（図7.3.2）．この一連の咽頭筋の動きは食物が軟口蓋や咽頭に達したという刺激が延髄の嚥下中枢に伝わることによって一気に起こる．これを嚥下反射という．嚥下反射により一時呼吸は中断されるが，その時間は約1秒と非常に短い．

万が一，気管の方へ飲食物が入りそうになったとき，通常は咳反射が起こり，入りかけたものを吐き出そうとする．しかし，脳や神経の障害あるいは高齢で反射機能が衰えていると嚥下反射や咳反射がうまく起こらず，飲食物が気管に入ることがある．これを誤嚥といい，窒息や誤嚥性肺炎の原因になる．

チンパンジーの咽頭部はヒトに比べて短いので誤嚥は起こりにくい（図7.3.3）．ヒトは進化の過程で誤嚥しやすい長い咽頭になった．しかしそのことによってチンパンジーよりさまざまな声が出せるようになったといわれている．

(3) 食道の構造と機能

食道は咽頭から胃に至る約25 cmの管状の構造である．気管の後方で脊柱の前方を下降し，心臓の後方を通って横隔膜を貫いて胃に入る．食べたものを胃に送り届ける役割を果たす．

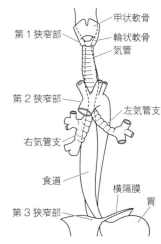

図7.3.4 食道の生理的狭窄部位

食道は粘膜・筋層・外膜からなる．粘膜は重層扁平上皮で覆われ，筋層の内側は輪状に囲む筋，外側は縦に走る筋となっている．食道上部は横紋筋でできているため食べたものを飲み込むという意思に従って収縮・弛緩を行うが，下部は平滑筋でできているため，食道壁への刺激による反射で蠕動運動が起こる．外膜は腹膜に囲まれないため，食道癌は進行すると周囲に広がりやすい．

飲食物が通らないときは食道の内腔は押しつぶされているが，飲食物の嚥下時には拡張する．筋層の蠕動運動で下方に送られるため，逆立ちしていても胃に送られるしくみになっている．

食道の上端部，気管の分岐部，横隔膜を貫く部分は内腔がやや狭くなっているので，食物が通りにくい（生理的狭窄部）（図7.3.4）．これらの部分は食道癌になりやすい部分である．

7 消化器系
4. 胃

(1) 胃の構造と機能

胃は食道と十二指腸の間にある袋状の器官である．胃は消化管の中でもっとも拡張したところであり，その機能は食べたものの貯留と混和，消化である．

胃は食道から続く噴門，横隔膜の下面に沿って膨らむ胃底部，胃の主部である胃体部，幽門の近くでやや狭くなった幽門部，そして十二指腸に続く幽門に分けられる（図7.4.1）．噴門から胃底部に移行するところには噴門切痕があるため，胃底部に入った食物は容易には食道に逆流しない．胃は胃体部から幽門部へ移行するところで右方へ彎曲している．胃の外側の大きな弯曲を大弯，内側の弯曲を小弯という．幽門には幽門括約筋があり，幽門を閉じて内容物を貯留する．胃の容量は体位や活動状態によって変化するが，約1～1.5Lである．内容物が入っていないとき胃の内面は粘膜襞という縦に走る皺を形成している．

胃の壁は内側から粘膜，筋層，漿膜からなっている．

胃の粘膜の表面にはくぼみ（胃小窩）がたくさんあり，その中に胃液を分泌する胃腺がある（図7.4.2）．胃腺は主細胞，壁細胞，副細胞（頸部粘液細胞）からなっており，主細胞はペプシノーゲン，壁細胞は塩酸，副細胞は粘液を分泌する．塩酸は胃の中を酸性にして胃に入ってくるものを殺菌する働きがある．ペプシノーゲンは分泌されてから塩酸によって蛋白質の分解作用をもつペプシンになる．そのためペプシンは直接胃壁には作用せず，胃の中に入った食物だけに作用する．副細胞から分泌されるねばねばした粘液は胃腺内を満たし，酸やペプシノーゲンから胃腺内の上皮細胞を守る．また表層では，表層粘液細胞が分泌した粘液と交互に重なり合って胃粘膜を保護している．

胃液は1日に1～2L分泌される．胃液の分泌調整には3段階がある（脳相・胃相・腸相）．まず食物を見たり臭いを嗅いだりすると迷走神経の

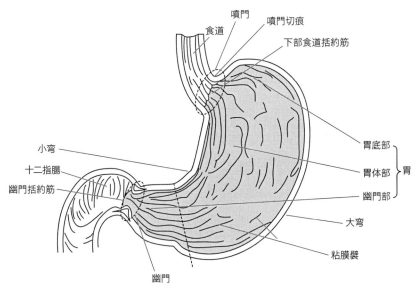

図7.4.1 胃の構造

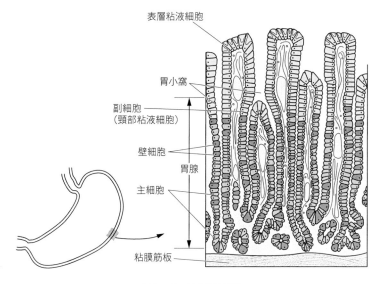

図7.4.2　胃小窩の構造

働きで胃液が分泌される（脳相）．また胃に食物が入るとその刺激で消化管ホルモンであるガストリンが分泌され，これが胃液の分泌を促す（胃相）．さらに食物が十二指腸に入ると酸の刺激で種々の消化ホルモンが分泌されて，胃液の分泌が抑制される．

筋層は縦走筋，輪走筋の2つの筋層の内側にさらに斜走筋が加わった3層構造になっており，これによって食物はよく攪拌・混和され，粥のような状態で十二指腸へと送られる（図7.4.3）．幽門には幽門括約筋があり通常は幽門を閉じているが，胃の内容物が半流動状になるとこの筋が緩んで，内容物は少しずつ（1回の収縮で3 mL）十二指腸へ送られる．これは小腸が一度に少量の食物しか処理することができないためである．この調節は十二指腸の壁が伸展することによって反射的に行われている．

(2) 胃に関連した症状および病気

胃を通過する時間は一般に3〜6時間であるが糖質・蛋白質・脂肪の順に遅くなる．そのため脂肪の多い食事をすると胃にとどまる時間が長くなり，胃もたれを起こすことがある．

胃の幽門が閉じ，胃の内容が口から外に吐き出されることを嘔吐という．嘔吐は毒物などの有害

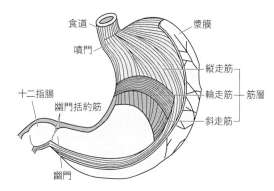

図7.4.3　胃の筋肉

物質による刺激ばかりでなく，延髄にある嘔吐反射中枢が，脳圧の亢進や乗り物酔いなどさまざまな要因で刺激されても起こる．

胃液の分泌が多すぎたり粘液が少なすぎたりすると，胃液が胃の粘膜を消化してしまい粘膜が破壊されて胃潰瘍を生じる．胃潰瘍は幽門部の小弯側でよく起こる．胃潰瘍はストレスなどを受けると生じやすい．

胃癌は胃粘膜に発生する悪性腫瘍で，病巣が粘膜にとどまっている場合は切除すれば再発は少ない．筋層や漿膜に広がると治療は難しくなる．初期には症状が出ないことがあるので，検診などで定期的にチェックすることが重要である．

7 消化器系
5. 小腸

(1) 小腸の構造と機能

　小腸は太さ3〜4cmの管状器官で腹腔内を曲がりくねって最終的には右下腹部で大腸に開口する（図7.5.1）．小腸の長さは約6mであるが，生体内では筋の緊張などによって3mほどになっている．小腸の機能は栄養分の消化と吸収である．

　小腸は十二指腸・空腸・回腸に分けられる．

　十二指腸は胃の幽門から続き，長さ25cmでC字型に弯曲している．C字型の弯曲の中に膵臓の膵頭部が入る．十二指腸の中央部に大十二指腸乳頭という膨らんだ部分があり，膵臓からの膵管と胆嚢からの総胆管が開口し，胃から十二指腸に入った食物に膵液や胆汁が混ぜられる（図7.8.1参照）．

　空腸は十二指腸から移行してきた部分のはじめの2/5の部分であり，残りの3/5が回腸である．両者の間に明確な境界はない．一般に腹腔の左上部が空腸，右下が回腸となっている．

(2) 小腸での消化と吸収

　小腸粘膜には多数の襞（輪状襞）があり，さらにその表面を腸絨毛という細かい突起が密生している（図7.5.2）．腸絨毛は小腸全体で500万本もある．腸絨毛の表面には上皮細胞（吸収上皮細胞）が並んでおり，その表面は微絨毛という細かい突起（長さ1μm，太さ0.1μm，刷子縁ともいう）が1個の上皮細胞につき600個ほど並んでいる．そのため小腸粘膜の表面積は全体で200m^{2}にもなる．これは体表面積の実に100倍である．吸収上皮細胞の間のところどころに杯細胞があり，粘液を分泌して粘膜上皮を保護している．腸絨毛と腸絨毛の間は落ち込み，腸腺（腸陰窩）となっている．腸腺からは1日約400mLの腸液が分泌される．十二指腸では腸陰窩に十二指腸腺（ブルンネル腺）の開口部があり，分泌されたアルカリ性の粘液が胃より送られてきた酸性の消化物から十二指腸の粘膜を保護している．強いストレスがあるとこの粘液の分泌は抑制され，十二指腸潰瘍が起こりやすくなる．

　腸絨毛の中心には毛細リンパ管（中心乳糜管）があり，そのまわりを毛細血管が取り囲んでいる．唾液や膵液中の消化酵素によって二糖類まで分解された炭水化物は，最終的に吸収上皮細胞から出されるマルターゼなどによって単糖類となり吸収上皮細胞に吸収され毛細血管に入る．蛋白質は胃液，膵液などによってポリペプチドまで分解された後，吸収上皮細胞から出されるペプチダーゼにより小さなペプチドやアミノ酸になり吸収上皮細胞に吸収されやはり毛細血管中に入る．脂肪は胆汁や膵液により分解され，吸収上皮細胞から腸絨毛の中心にある乳糜管に吸収される．

　小腸の筋層は輪状に取り囲む内層と，縦に走る外層の2層である．筋層が行う分節運動と蠕動運動により，内容物は混和されながら下方に向かい，3〜6時間程度で小腸を通過する．筋層は空腸の方が発達がよく，運動も活発に行われるため，空腸では内容が速やかに輸送され，内容が空であることが多い．

　消化管の粘膜は絶えず大量の抗原にさらされているため，それらから粘膜を守るために粘膜下にはリンパ球が多く集まってリンパ小節を作っている．回腸では特にパイエル板という長さ2cm幅1cmの構造を作り，リンパ球はそこで増殖して腸管内の抗原に対して特定の免疫グロブリンを作り分泌する．パイエル板の上には腸絨毛はなく上皮細胞はドーム型に盛り上がっている．上皮細胞の間にM細胞があり，内側にいるマクロファージやリンパ球に対して入ってきた抗原の提示を行っている．小腸末端にいくほどパイエル板が数を増す．これは消化されずに残った食物中の細菌が血流中に入らないようにするためである．

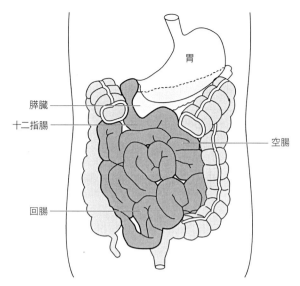

図7.5.1 小腸の模式図

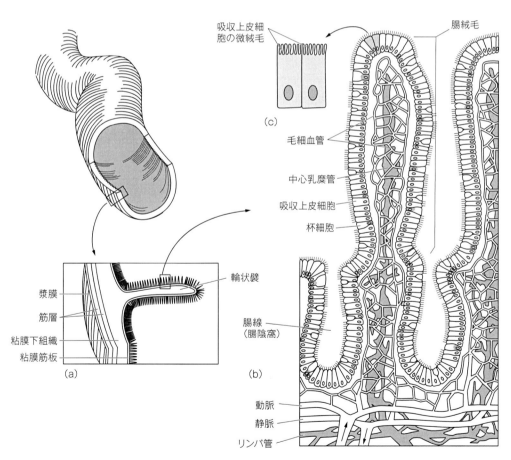

図7.5.2 小腸粘膜の構造
(a)は輪状襞，(b)は腸絨毛，(c)は吸収上皮細胞と微絨毛（エレイン・N・マリーブ著，林正健二ら訳『人体の構造と機能』（医学書院，1997）をもとに改変）

7 消化器系

6. 大腸

(1) 大腸の構造と機能

大腸は長さ約1.5 mで，小腸よりも太く，小腸の周囲を右下腹部より1周して，最後に肛門で外界に開く（図7.6.1）．大腸の大きな働きは糞便の形成・貯留とその排泄である．

大腸は盲腸，結腸，直腸に分けられる．

盲腸は回盲口（回腸が右下腹部で大腸に開いた部分）より下方である．回盲口には回盲弁があり，大腸の内容が小腸に逆流するのを防いでいる．虫垂は盲腸下部の後内側から6〜7 cmくらいの長さで出ている突起である．虫垂はリンパ組織が発達しており，しばしば虫垂炎を起こす．虫垂炎の場合，体表でへそと右側の腰骨（上腸骨棘）とを結ぶ線上で上腸骨棘より約5 cmのところを押すと痛みを感じる．

結腸は上行結腸（盲腸から続き右側部を上行する部分で長さ約20 cm），横行結腸（上腹部を右から左へ横走する部分で約50 cm），下行結腸（左側を下行する部分で約25 cm），S状結腸（下行結腸からS字状にカーブして直腸につながる部分）に分けられる．

直腸は大腸の末端部で長さ約15 cm，仙骨の前面に沿ってまっすぐ下行する．直腸の下部は直腸膨大部で内腔が広くなっている．直腸膨大部の下方に肛門管があり肛門に続く（図7.6.2）．肛門は内側を内肛門括約筋（平滑筋）に，外側を外肛門括約筋（横紋筋）に囲まれている．便の保持はこの内肛門括約筋と外肛門括約筋の収縮により肛門を閉じることで行われている．

大腸は小腸と同様に内側から粘膜・筋層・漿膜でできている．粘膜は小腸と違って輪状襞や腸絨毛がなく表面は滑らかである．粘膜にある腸腺から粘液が分泌され粘膜の表面を保護し糞便の移送が容易にできるようにしている．筋層は輪走筋，縦走筋の2層でできており，盲腸と結腸の縦走筋には縦走する3本のひも状の筋肉の膨隆（結腸ヒモ）がある．結腸はこの結腸ヒモにたぐられて縦の方向に緩やかな蛇腹状になっている．

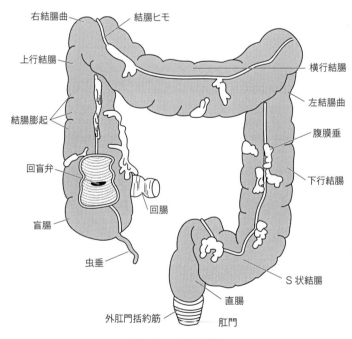

図7.6.1　大腸の概要

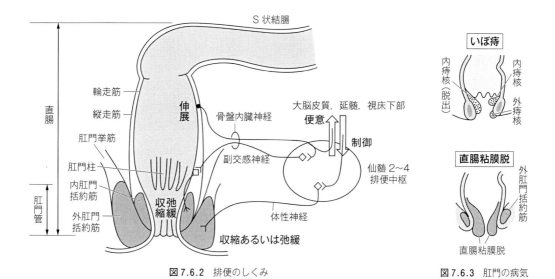

図7.6.2 排便のしくみ　　　　　　図7.6.3 肛門の病気

結腸の外面の漿膜では，結腸ヒモのところで突起状の脂肪塊である腹膜垂が垂れ下がっている．

大腸では，小腸から送られてきた流動物から水分などの吸収が行われ，半固形の硬さの糞便を作る．糞便の量は1日約200g，70～80%が水分で，20～30%が固形分である．固形分には消化できなかった食物繊維や腸内細菌が含まれる．

(2) 便排泄のしくみ

便排泄のしくみは以下のとおりである．まず，直腸が糞便によって充満すると排便を促す刺激が仙髄にある排便中枢に伝わり，内肛門括約筋（不随意筋）が弛緩する（図7.6.3）．これは便が溜まると無意識のうちに行われる運動である．排便中枢はその刺激を大脳へ便意としても伝える．便意を感じたときに大脳が便をしないと判断した場合は，外肛門括約筋（随意筋）を意識的に収縮させ便が保持される．逆に便をすると判断した場合は外肛門括約筋を弛緩させ，さらに横隔膜と腹筋を収縮させて腹圧を高め排便することができる．神経の障害などでこの便排泄の調節がうまくいかなくなると無意識のうちに便を排出してしまうことがある（便失禁）．

(3) 大腸に関連した症状と病気

排便の際に過剰にいきむと肛門に静脈のこぶができた状態（内痔核や外痔核，いぼ痔ともいう）や肛門外に直腸が出てしまった状態（直腸粘膜脱）になることがある（図7.6.3）．

腸管の運動が異常に亢進したり腸管が炎症を起こしたりして水分を吸収できなくなると，糞便に大量の水が含まれるようになり便の保持が困難になる（下痢）．下痢により体の水分と電解質が失われる．

糞便が異常に長時間腸管に滞留しているとたくさんの水分が吸収され，排便困難となる（便秘）．自律神経の障害でも起こることがある．

過敏性大腸炎では精神的なストレスが原因で下痢・便秘を繰り返す．青年に多い．

腸閉塞は腸が癒着したり圧迫されたりして腸管の中を糞便が通過できない状態である．腸重積もその一種で腸の一部がそれに連なる腸の部分に入り込み，すぐに治療しないと危険な状態になる．

大腸癌は発生部位によって上行結腸癌，S状結腸癌，直腸癌などと呼ばれる．早期癌は症状があまりないので，便潜血検査等の検診が重要である．進行するに従い，血便，便秘，腹痛などの症状がでてくる．近年増加している．

消化器系
7. 肝　　臓

(1) 肝臓の構造と機能

肝臓は右上腹部に位置する人体の中でもっとも大きな臓器（重さ約 1.2 kg）で，胆汁の生成や栄養素の代謝，解毒作用など重要な機能をもつ（図 7.7.1）．

肝臓は肝鎌状間膜で右葉と左葉に分かれる（図 7.7.2）．左葉は右葉の 1/3 から 1/6 程度の大きさである．上面は横隔膜のすぐ下に位置し，下面は浅くくぼんで胃や十二指腸，右の腎臓などに接している．下面の中心よりやや左に肝門があり，ここから肝動脈や門脈，肝管などが出入りしている．肝動脈は肝臓に酸素を送る動脈，門脈は腸管で吸収された栄養分を含んだ静脈，肝管は肝臓で産生された胆汁を運び出す管である．肝臓から出る静脈は肝門からではなく，肝臓の上面から出ている．肝臓は非常に血液が豊富な臓器で心臓から流れ出る血液量の 1/4 が肝臓に集まる．そのうちの 3/4 が門脈から，残りの 1/4 は肝動脈からである．

肝臓は直径 1～2 mm の六角柱の肝小葉がたくさん集まってできている（図 7.7.3）．各肝小葉は中心静脈を中心として肝細胞が放射状に列を作っている（肝細胞索）．肝動脈から枝分かれした小葉間動脈と門脈から枝分かれした小葉間静脈は肝小葉の中に入り，その中心に向かい，中心静脈に注ぐ．中心静脈は次第に集まり，最後には肝静脈となる．また肝細胞間には毛細胆管があり，肝細胞が産生した胆汁を集め，小葉間胆管に入り，肝管に合流する．

肝臓の機能は大きく分けて胆汁の産生，代謝，有害物質の分解の 3 つである．胆汁は 1 日に 700～1000 mL 産生される．主成分である胆汁酸は脂肪を細かい粒子に分散させて消化酵素による分解を受けやすくする働きがある．ビリルビンは赤血球中のヘモグロビンが分解されることによって生じるが，肝臓はこれを胆汁中に排泄する．代

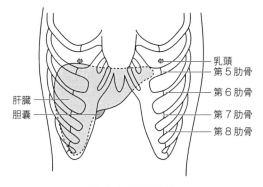

図 7.7.1　肝臓の位置

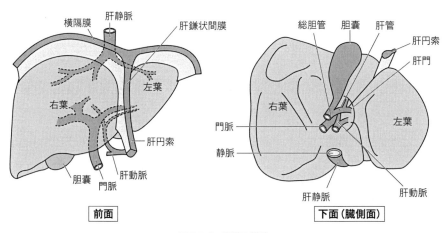

図 7.7.2　肝臓の構造

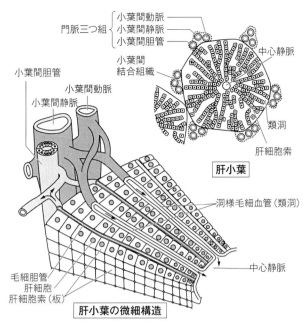

図 7.7.3 肝臓の微細構造

謝は吸収された各栄養素を分解したり体に必要なものに作り変えたりすることであり，肝臓では非常に多くの過程が行われている．例えばアミノ酸からアルブミンやフィブリノーゲンを合成したり，ブドウ糖をグリコーゲンに変えて貯蔵したり，必要に応じてグリコーゲンをブドウ糖に変えて血中に放出したり，乳酸からグリコーゲンを再合成したりしている．不必要になったホルモンを分解したり各種ビタミンを働きやすい形に活性化して貯蔵したりもする．また肝臓は血液中の有害物質を無毒化して尿中に排泄させる．例えば毒性の強いアンモニアは毒性の弱い尿素に分解されて腎臓から排泄される．

肝臓はその 3/4 を切り取っても再生してもとの大きさに戻ることができる非常に再生能力の高い臓器である．このようなことは他の臓器ではみられない．

(2) 肝臓に関連した症状と病気

アルコールは胃腸で吸収された後，肝臓でアセトアルデヒド，さらに酢酸に分解され，最後に水と二酸化炭素にまで分解されて排泄される．アセトアルデヒドが酢酸まで分解されないと二日酔いになる．

肝臓が炎症を起こすと肝炎になる．肝炎では発熱，黄疸（体内に蓄積されたビリルビンによって皮膚や粘膜が黄色くなった状態），全身倦怠感といった症状が現れる．

肝炎にはアルコールを大量に飲酒することで起こるアルコール性肝炎，薬剤摂取による薬剤性肝炎，ウイルスの感染によるウイルス性肝炎などがある．

ウイルス性肝炎には A 型，B 型，C 型，D 型，E 型などがある．A 型は水や食物を介して，B 型は血液や体液を介して，C 型は血液を介して感染する．B 型肝炎は針刺し事故などで感染すると急速に悪化することがある（劇症肝炎）．B 型肝炎は母子感染や乳幼児感染で無症候性キャリア（感染しているが症状の出ない人）となることがある．C 型肝炎は無症候性キャリアが多く，気づかないうちに慢性肝炎から肝硬変，そして肝癌になることが多い．昔，輸血した経験がある人は検査することが望まれる．

肝癌は肝細胞から発生するものや肝臓内の胆管から発生するものの他，他の臓器の癌（大腸癌，膵癌など）からの転移によるものがある．

7 消化器系
8. 胆嚢・膵臓

(1) 胆囊の構造と機能

胆囊はナスのような形をした長さ約5～6 cmの袋状の器官で肝臓の下面に付いている（図7.8.1）．胆嚢は肝臓で作られた胆汁を蓄える働きをする．

胆汁は肝臓から肝管・胆嚢管を通って胆嚢に入り，5～10倍に濃縮される．そして必要なときに胆嚢管から総胆管に入り膵臓から伸びる膵管と合流して十二指腸に分泌される．合流した管が十二指腸に入る大十二指腸乳頭には平滑筋（オッディ括約筋）があり，脂肪分の多い食物が十二指腸に入ってくると，オッディ括約筋が弛緩し，胆汁や膵液が放出されるというしくみになっている．

胆汁は胆汁酸やコレステロール，ビリルビンなどを含んでいる．胆汁酸は脂肪を細かい粒子に分散させ，その消化吸収を助ける働きがある．その後，胆汁酸は回腸末端で再吸収され肝臓に戻り再利用される（腸肝循環）．ビリルビンは赤血球中のヘモグロビンが分解されることによって生じ，肝臓から胆汁中に排出される．胆汁中のビリルビンは腸内細菌の作用を受けて変化し，糞便の色のもとであるステコルビンや尿の色のもとであるウロビリノーゲンという物質になって排泄される．

黄疸は血中ビリルビンが過剰になり皮膚や粘膜が黄色になった状態である．ビリルビンの過剰産生や肝機能障害，胆汁の排出経路の閉塞などが原因である．

胆汁に含まれるコレステロールやビリルビンは胆嚢や胆嚢管，総胆管に胆石という硬い固形物を作ることがある．この胆石があると右上腹部に胆石疝痛という激しい発作性の痛みを生じる．

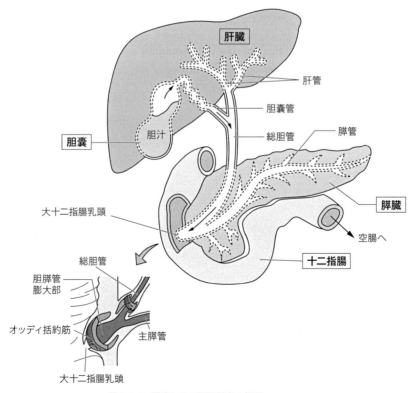

図7.8.1 胆嚢とその周辺器官の概要

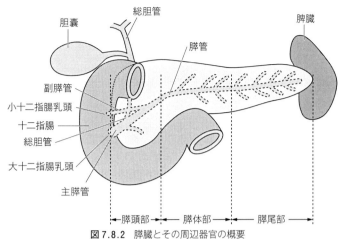

図 7.8.2 膵臓とその周辺器官の概要

(2) 膵臓の構造と機能

膵臓は長さ約 15 cm，重さ約 70 g の臓器で，胃の後方に位置し腹腔の後ろの壁に密着している．膵臓は消化酵素を分泌する外分泌腺であり，またホルモンを分泌する内分泌腺でもある．

膵臓は十二指腸の C 字形の弯曲の中に入る膵頭部，そこから左に伸びる膵体部，細くなった膵尾部に分けられる（図 7.8.2）．膵臓の組織は腺細胞が集まって内腔を囲み，腺房を作っている．腺房から放出された消化酵素である膵液は膵臓の中を左から右に向かって走る膵管に集められ，主膵管は総胆管と合流して大十二指腸乳頭から，副膵管は小十二指腸乳頭から，十二指腸に開口する．膵液は 1 日に 700〜1000 mL 分泌され，蛋白質を分解する消化酵素（トリプシン，キモトリプシン），脂肪を分解する消化酵素（膵リパーゼ），糖を分解する消化酵素（膵アミラーゼ）などを含む．トリプシンはトリプシノーゲンという消化力のない状態で膵臓に蓄えられているが，十二指腸に分泌されると十二指腸の粘膜が分泌する酵素の作用を受けてトリプシンになる．これは蛋白質でできている膵臓自身を消化しないためのしくみである．膵液はまた十二指腸で胃液の塩酸を中和する働きもある．

膵臓の組織の中には膵液を分泌する腺房（外分泌部）のほかに，血糖値を調節するホルモンを分泌する部分（内分泌部）がある（図 7.8.3）．内分泌部は外分泌部の中に島のように点在しているためランゲルハンス島という．

急性膵炎は，蛋白質分解酵素が何らかの原因で活性化され，それによって膵臓自体が消化され，破壊されることによって起こる．みぞおちの下から上腹部に激しい痛みを生じる．原因は大量の飲酒や暴飲暴食などである．

膵癌は膵臓に発生する癌で 50〜60 歳の男性に多い．症状は上腹部痛や黄疸であるが早期診断が難しい．近年増加傾向である．

【橋本由利子】

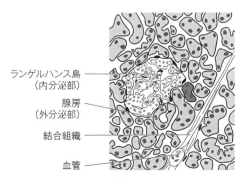

図 7.8.3 膵臓の微細細胞

8 呼吸器系

1. 呼吸器系のしくみ

(1) 全体の位置，形態と機能

呼吸器系とは，空気の出し入れや発声に関係する器官であり，頭部下半部から胸部に至る．鼻や口から取り入れた空気は鼻腔，口腔，咽頭，喉頭，気管，気管支，細気管支と進み，肺に入り，最終的に肺胞に達する（図8.1.1）．

鼻腔から肺までの空気の通り道を気道という．咽・喉頭までを上気道，気管以下を下気道と呼ぶ．気道の中でももっとも太い気管は左右の肺門（肺の入り口）のところで，2つに枝分かれして，左右気管支となる．気管支はより細い気管支枝へと枝分かれして，先端にあるブドウの房のような形をした肺胞へとつながる．肺胞は約7億個あり，肺胞内膜に分布している毛細血管で二酸化炭素と酸素の交換（ガス交換），すなわち肺呼吸を行う．

呼吸には，呼吸器系で行われる肺呼吸（外呼吸）と臓器の組織で行われる組織呼吸（内呼吸）がある．組織呼吸では細胞外の毛細血管から酸素を取り入れ，細胞内の代謝の結果産生された二酸化炭素を細胞外に排出する．（図8.1.2）

肺呼吸では生命維持に必要な酸素を体外から取り込み，代謝によって産生された不必要な二酸化炭素を体外に排出する．肺胞内膜に分布している毛細血管はこの換気によって，きれいな動脈血液となって，全身をめぐる．肺の呼吸運動は肺を取り囲む横隔膜や肋間筋が呼吸筋として，働くことによって行われる．

また口腔に空気が入り，声帯が振動すると，発声が起きる．

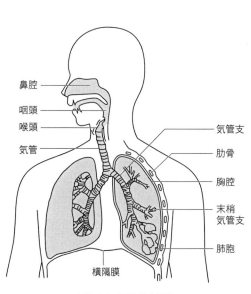

図8.1.1 呼吸器の構造

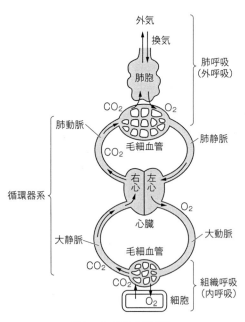

図8.1.2 呼吸の模式図

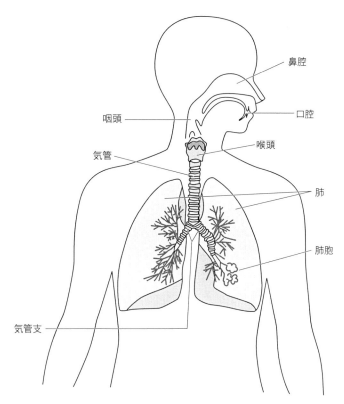

図 8.1.3 喉頭，気管，気管支，肺

(2) タバコ（喫煙）の有害性

　喫煙者は，睡眠時間を除くと，30分間隔ぐらいでタバコを吸いたく（欲しく）なる（ニコチン依存症）．タバコをやめることは難しく，何年もタバコを吸い続けることになる．タバコの煙に含まれるニコチンやタールなどの有害物質は肺の機能を低下させる．少し動いただけでも息切れがして，酸素を吸入するための酸素ボンベが手放せなくなる慢性閉塞性肺疾患の原因になる．また肺癌の増加，口腔・喉頭の癌発症などの原因にもなる．

　最近の研究では，肺，膀胱，腎，頭頸部癌は喫煙との関連が特に強く，これらの喫煙関連癌患者は，非喫煙癌患者に比べて，二次原発癌リスクが3〜5倍高いと報告されている（*J. Clin. Oncol.* 2014）．

　特に若年で喫煙を開始した場合には，肺の機能低下への影響が大きく，慢性閉塞性肺疾患（COPD）が発症する．COPDは21世紀の生活習慣病といわれ，40歳以上で喫煙歴のある人に多い肺の病気である．初期症状は咳，痰，息切れなどの感冒様症状に似ており，見過ごされることが多いが，特徴は「止まりにくい咳」であり，重症化すると酸素療法が必要になり，生命にかかわる病気となる．COPDの気管支はタバコの煙の微粒子などが原因となり，慢性的な炎症を起こしており，空気の通りが悪くなって，しつこい咳を発症させる．慢性的な炎症を起こしている気管支は細菌やウイルスが侵入しやすく，感染症を起こしやすく，咳が長引く原因となる．現在，COPDはWHOの死因統計の第4位であり，6年後には，第3位になると予測されている．日本では，平成23年，24年とも死因の第9位（人口10万対）である．

8 呼吸器系

2. 鼻・咽頭・喉頭

(1) 鼻

a. 外鼻

外鼻は鼻根, 鼻背, 鼻尖, 左右鼻翼に区分される (図8.2.1). 鼻は外鼻と鼻腔からなり, 気道の入り口となる.

b. 鼻腔

鼻腔は外鼻孔より始まり, 後鼻腔により, 咽頭腔に通じている. 冷たい乾燥した空気は, 外鼻孔から鼻腔に入ると, 温かく, 湿った空気になり, 鼻毛, 鼻粘膜は汚れた空気からほこり, 細菌などを取り除くフィルターの働きをして, 感染予防も行っている. 鼻腔内は鼻中隔で左右に分かれている. 鼻中隔は篩骨垂直板, 鋤骨, 鼻中隔軟骨よりなる (図8.2.2). また外鼻孔付近は鼻前庭と鼻粘膜に覆われた固有鼻腔に分かれており, この鼻粘膜には毛細血管に富んだ部位 (キーセルバッハ部位) があり, 鼻出血しやすい.

鼻腔には副鼻腔と鼻涙管が開いている (図8.2.3). 高齢者では, 鼻涙管が閉塞しやすく, 涙が止まらなくなることがある.

c. 副鼻腔

鼻腔と交通している鼻腔周囲の空洞を副鼻腔といい, 前頭洞, 上顎洞, 篩骨洞, 蝶頸骨洞がある (図8.2.4).

急性副鼻腔炎は感冒, ウイルスによる急性鼻炎に続発し, 慢性副鼻腔炎はアレルギーや鼻中隔弯曲などが関与して発症する. 症状は鼻漏, 頭重感である.

顔には, 目, 耳, 鼻, 口があり, これらは, すべて鼻を中心にして, つながっている.

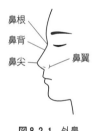

図8.2.1 外鼻

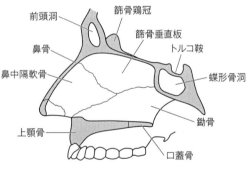

図8.2.2 鼻中隔

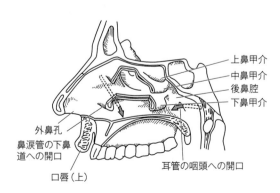

図8.2.3 鼻涙管と耳管開口部
(竹内修二『新クイックマスター 解剖生理学 改訂2版』(医学芸術社, 2005) をもとに改変)

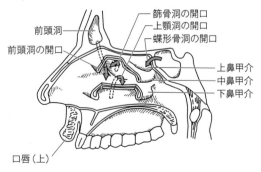

図8.2.4 副鼻腔開口部
(竹内修二『新クイックマスター 解剖生理学 改訂2版』(医学芸術社, 2005) をもとに改変)

(2) 喉頭の構造と機能

　喉頭は舌根部から気管に移行するまでの内腔（喉頭腔）で，第3頸椎から第6頸椎間に位置する（図8.2.5）．空気の通路であると同時に発声器でもある．喉頭腔は前庭襞より上位の喉頭前庭と前庭襞と声帯襞（声帯）の間の喉頭室，声帯襞より下位の声門下腔からなる．

　喉頭軟骨（アダムのリンゴ）はのどぼとけのことで，成人男性でみられる突出した甲状軟骨である（図8.2.6）．

　喉頭軟骨には，甲状軟骨，輪状軟骨，披裂軟骨，喉頭蓋軟骨がある．

(3) 喉頭と咽頭との関係

　喉頭の後にある咽頭は長さ12〜14 cmの管であり，口腔から食道への食物の通路，鼻腔から喉頭への空気の通り道でもある（図8.2.7）．咽頭は上方から鼻部，口部，喉頭部の3部に区別され，喉頭口では喉頭腔に，喉頭部下端では食道に続く．すなわち，喉頭は咽頭から気管までの間で，前頸部にある．上端部には喉頭蓋があり，嚥下の際には，反射的に気管を塞ぎ，飲食物が食道に流れるが，高齢者では，この反射が遅れてむせることが多くなる．

　喉頭蓋炎はインフルエンザ菌の感染で起こる喉頭蓋の炎症で，発熱，のどの痛みなど，しばしば小児において呼吸困難を起こす．

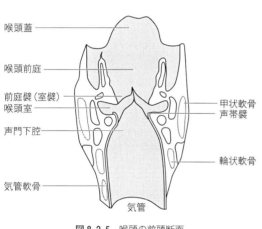

図8.2.5　喉頭の前頭断面

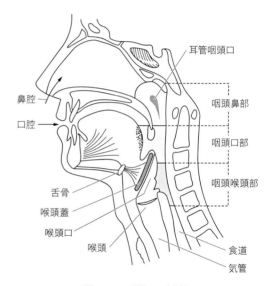

図8.2.7　咽頭の正中断面

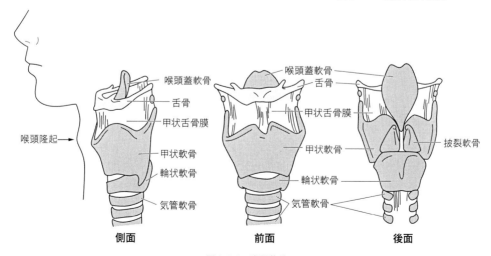

図8.2.6　喉頭軟骨

8 呼吸器系

3. 気管・気管支・肺

(1) 気管と気管支

気管は喉頭に続く約 10 cm の管で，前側面は馬蹄形の気管軟骨で覆われている（図 8.3.1）．第 5 胸椎の高さで，左右気管支に分かれる気管分岐部を形成している．右気管支は左に比べ，太く短く，急傾斜しているので，誤嚥食物は右気管支に入りやすい．

気管・気管支粘膜は線毛上皮で覆われており，痰や異物を口から排出する．

気管支炎はウイルス，細菌などの微生物の感染，アレルギー，喫煙，大気汚染ガスなどの吸入に起因する気管支粘膜の炎症である．発症経過により，急性と慢性に分類される．平成 24 年度の死因簡単分類別死亡率（人口 10 万対）では，呼吸器系の疾患のうち，1 位は肺炎，2 位・慢性閉塞性肺疾患，3 位・喘息，4 位・インフルエンザであり，急性気管支炎は 5 位となっている．

心臓が正中矢状線よりやや左に位置するため，左肺は右肺に比べて小さく，中葉が欠如し，上葉，下葉からなる．右肺は上・中・下葉の 3 葉からなる．

(2) 肺の構造と機能

肺は胸腔の左右両側にあり，その間にやや左に偏った心臓を挟んでいる．そのため左肺は右肺より小さい．肺上端を肺尖といい，鎖骨の上 2～3 cm のところに位置する．下部は肺底といい，横隔膜の上に位置する．内側面中央は気管支が肺に入る肺門を形成している．左肺は 2 葉，右肺は 3 葉からなり，各葉は多角形小葉からなるスポンジ様の器官である．その中を枝分かれした細気管支が広がり，さらに分枝して肺胞となる．肺の栄養血管は気管支動脈・静脈である．心臓から静脈血を運んでくる肺動脈は気管支動脈として枝分かれし，肺胞に毛細血管として分布してガス交換を行い，動脈血となる．

ガス交換はガスの濃度（分圧）の高い方から低い方に向かって移動し，行われる．肺胞に取り入

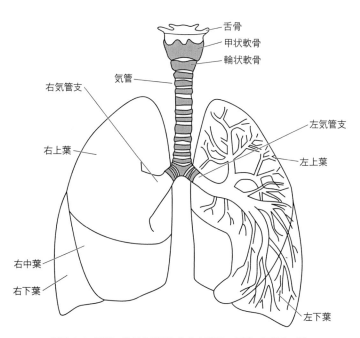

図 8.3.1 頸部・胸部前側面からみた喉頭・気管・気管支・肺

れられた空気中の酸素 O_2 は酸素分圧の差によって肺胞に分布している毛細血管の壁を通過して，血中に取り込まれる．血液に取り込まれた酸素は赤血球内の血色素（ヘモグロビン）に結合して，動脈血となり，肺静脈が肺胞から心臓にこの動脈血を運ぶことになる．血液中の二酸化炭素 CO_2 も同様にして，二酸化炭素分圧の差によって，肺胞内に放出される．

高山病：高山では，気圧が低いため，肺胞気の酸素分圧も低い．そのため，血液中の酸素が不足して，めまい，頭痛，嘔吐などが起きる．

(3) 高齢者に増加している呼吸器系疾患
a．肺　炎

肺炎は呼吸器疾患の中で重要であり，感染症の代表的な疾患である．高齢者の死因の上位を占めており，脳血管疾患患者では，肺炎が直接の死因となることが多い．

高齢者の肺炎の症状としては，鼻汁，倦怠感，意識レベルの低下，微熱がみられ，高熱はみられないことが多い．呼吸困難がみられることもあり，診断は白血球数の増加，炎症反応の CRP の上昇など，その他理学的所見を参考とするが，急性増悪することが多い．

高齢者の肺炎で注意が必要なのは，誤嚥性肺炎である．脳梗塞に伴う嚥下困難や嚥下機能の低下は誤嚥するリスクを高め，誤嚥性肺炎を発症しやすい．

原因としては，肺炎球菌，インフルエンザ菌の感染頻度が高い．

b．結　核

結核菌の飛沫吸入によって起こる感染性の疾患．菌が肺胞に定着すると，初期感染が形成され，さらにリンパ性に病巣が作られる．多くは石灰沈着を残して治癒し，結核免疫が成立して，ツベルクリン反応は陽性となる．いったん，治癒した後，菌が再増殖して，二次性結核として発症する．治療は，昔は死の病ともいわれており，数年以上の長期治療を要したが，現在はリファンピシンとイソニアシドを含む抗結核剤にて6～12か月の短期化学療法が可能である．最近は，高齢者の発症が多くなっている．

c．インフルエンザ

インフルエンザウイルスの感染によって起こる．飛沫感染で，数日の潜伏期を経て，発熱，頭痛，筋肉痛，全身倦怠感のほかに鼻中汁，咳などの感冒様症状が出る．合併症がなければ，5～7日で回復する．日本では，毎冬，数十万から数百万の患者が発生する．A 型インフルエンザウイルスは強い伝搬性があり，大流行を起こす．小児，老人では死亡することもある．

表 8.3.1　主な呼吸器系疾患
平成24年度の3大死因は1位・悪性新生物，2位・心疾患，3位・肺炎であり，肺炎は高齢者に増加している．

肺炎	病原体の感染で肺胞に炎症を起こす病気	
	細菌性肺炎	細菌感染，発熱，咳，膿性痰
	ウイルス性肺炎	ウイルス感染．痰を伴わない咳，頭痛，発熱，筋肉痛
	誤嚥性肺炎	飲食物の誤嚥．高齢者，認知症患者が多く，口腔ケアが予防となる
慢性閉塞性肺疾患・肺の生活習慣病（COPD）	肺気腫，慢性気管支炎，この両者で起こる持続的気道閉塞状態．重症化すると，死亡する．喫煙経験のある人に多い	
	肺気腫	呼吸細気管支と肺胞が拡張し，破壊される疾患．息切れ，咳，痰，口唇，爪床のチアノーゼ
	慢性気管支炎	気管支，細気管支の慢性的炎症，長引く咳
気管支喘息	気道炎症により，粘液などが気管支の中に溜まり，呼吸困難を起こす．胸部圧迫感，喘鳴	

8 呼吸器系

4. 胸膜・縦隔・胸郭

　胸膜は肺を直接包み（肺胸膜），肺門部で折れ曲がり，胸腔内壁に密着する（壁側胸膜）2枚の膜で，2枚の間は胸膜腔となり，少量の漿液を入れ，肺の拡張・収縮による肺と胸膜との摩擦を防いでいる．

　左右の肺に挟まれた正中部を縦隔という．縦隔には，心臓，胸腺，気管，気管支，食道，大動脈，大静脈，胸管，神経などの臓器がある．

　胸骨，肋骨，肋軟骨，胸椎からなる胸部の籠状骨格を胸郭という（図8.4.1）．筋肉が付着して胸壁を構成し，内部に胸腔を作る．

(1) 呼吸運動を担う筋肉

　呼吸は人体各臓器の細胞に，代謝に必要な酸素を供給し，細胞から代謝で生じた二酸化炭素を除去することである．呼吸には，主に肋間筋の働きによって行われる胸式呼吸と主に横隔膜（筋肉から構成）によって行われる腹式呼吸があり（4.3節参照），前者は女性に多く，後者は男性に多い．両者を併用したのが胸腹式呼吸で，普通はこの形で呼吸が行われる．

　これらの呼吸のしくみは，肺を取り囲む胸郭によって形成される肺との空間（胸腔）を拡大，縮小することで，吸息と呼息の運動を行い，肺胞内の換気，すなわちガス交換を行うことで成り立っている．

　安静時の吸息は，主に横隔膜が7割，外肋間筋が3割の役割で収縮することによって起こる．この収縮で，横隔膜が下がり，胸郭が広がるために肺周囲の胸腔内圧が低下して陰圧となり，肺が受動的に膨張し，吸息が起こる．安静時の呼息はこれらの吸息筋の活動が停止，弛緩する（もとの状態に戻る）ことで，胸腔内圧が陽圧となり，肺は受動的に縮小して，肺胞気の呼出（呼息）が起こる（図8.4.2）．

(2) 呼吸の神経性調節

　呼吸運動は無意識に規則正しいリズムで行われている．その自動調節のしくみは延髄にある．

　自発的呼吸運動のリズム発生や呼吸パターンの調節，種々の呼吸反射や換気量の調節，呼吸による血液ガス調節などを呼吸調節と呼ぶ．これらは，延髄において入出力がほとんどコントロールされているので，呼吸調節に関わる延髄の神経回路全体が呼吸中枢とされている（12.3節参照）．

a．呼吸リズムの形成と出力

　正常な自発呼吸運動は延髄腹頭側部のニューロン群による．

b．呼吸中枢活動に影響する入力

　気道異物などは延髄呼吸中枢などを介して，くしゃみ反射，咳反射などの防御反応を惹起する．意識下の呼吸，言語・発声・歌などは大脳皮質ないし皮質下で統合され，中脳を経て，呼吸中枢，脊髄，喉頭支配の運動ニューロンに投射される．

c．化学調節

　血液中の酸素分圧低下とpH低下は頸動脈小体（内頸動脈と外頸動脈の分岐点にあり，舌咽神経によって調節），大動脈小体（大動脈の上方・下方に分布し，迷走神経によって調節）にある末梢化学受容器で感受され，延髄の呼吸中枢に伝えられる．二酸化炭酸分圧の変化は延髄腹側で感受され，延髄の呼吸中枢に伝えられる．二酸化炭酸分圧の変化による呼吸刺激反応は正常な換気量に与える影響が大きい．

　酸素分圧の低下による呼吸刺激反応は動脈血酸素分圧が60 mmHg以下にならないと顕著ではない．

【澤口彰子】

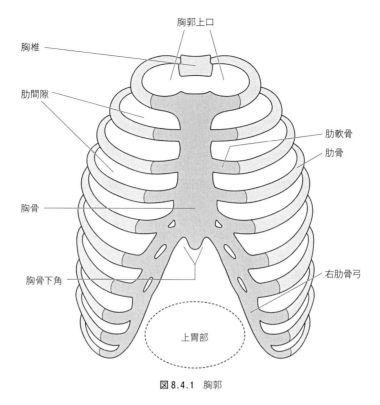

図 8.4.1 胸郭

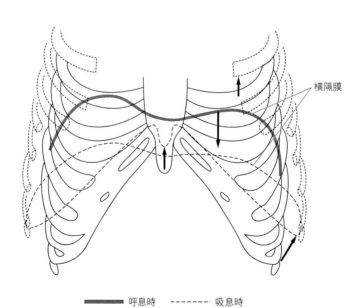

―― 呼息時　------ 吸息時

図 8.4.2 呼吸運動
吸息時には横隔膜の下方移動が起こる.

9 泌尿器系

1. 泌尿器系のしくみ

(1) 全体の位置・形態

尿を作り，それを体外に排出するために働く器官をまとめて泌尿器系という．腎臓，尿路（尿管，膀胱，尿道を合わせて尿路と呼ぶ）から構成されている（図9.1.1）．

腎臓では，血液を濾過し，濃縮させて尿を作る．腎臓1つあたりの大きさは，長さが約12 cm，幅は約6 cm，厚みは3 cmほどで，にぎりこぶしよりやや大きく，外側に弓状の膨らみがあり，内側はくぼんでおり，ソラマメの形に似ている．重さは約150 gである．腎臓は第1腰椎あたりを挟んで，左右1つずつあり，肋骨に半分くらい隠れる高さにある．右の腎臓はその上に肝臓があるため，左の腎臓よりやや低い場所に位置する．腎臓は後腹膜器官の一つであるので，背中側に近い位置にある．そのため腎盂腎炎などでは背側から腰をたたくと痛みがみられる．

尿管は腎臓で作られた尿を膀胱に運ぶ管であり，やはり左右1つずつある．粘膜表面は移行上皮から形成されており，伸びることができる（2.3節参照）．

膀胱は尿を一時的に溜める，伸縮可能な嚢状の器官で，下腹部の前側にあり，両脇を骨盤で挟まれている．成人膀胱の容量は約250〜600 mLほどで，150 mLほど溜まると軽い尿意を，250 mLほど溜まると強い尿意を感じる．

尿道は膀胱に溜まった尿を体外に出すための管で，女性は短く，男性は長い．

(2) 老化・主要な病気との関係

腎臓は老化の影響を受けやすい臓器で，80歳では20歳代の約半分の腎機能となっている．したがって，高齢者は薬の排泄が若年者に比べて遅くなりやすく，副作用が現れやすいのである．

次に泌尿器系の主要な病気を示す．腎臓の働きが徐々に低下していき，正常の30%以下になった状態を慢性腎不全といい，このとき腎臓は体内の老廃物を十分排泄できなくなっており，体にとって有害なものが溜まってしまう．近年では慢性腎臓病（CKD：chronic kidney disease）という言葉が使われるようになったが，この慢性腎臓病とは，慢性的に経過するすべての腎臓の病気（腎

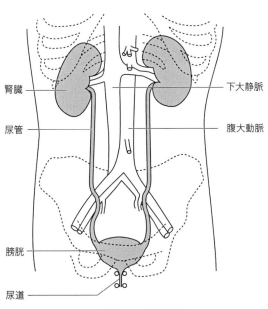

図9.1.1 泌尿器系

炎，糖尿病性腎症，慢性糸球体腎炎，腎硬化症など）を含む．病状が進行すると，透析（人工的に血液の浄化を行う）を受けるようになるが，その患者数は徐々に増えてきている．

また，高齢者に多くみられるものに過活動膀胱があり，急に我慢できないような尿意を生じる，トイレが近い，急にトイレに行きたくなり我慢ができず尿が漏れてしまう，夜中に何度もトイレに起きてしまう，などの症状を示す．日常生活で困っている高齢者が多いので是非知っておきたい病態の一つである．

その他の泌尿器系疾患を図9.1.2に示す．感染症，結石そして癌などがある．疾患をみるときは，解剖学的な部位に分けて整理をすると理解しやすい．大きく，腎臓に関係するもの，尿管に関係するもの，膀胱に関係するもの，尿道（男性の前立腺を含む）に関係するもの，である．例えば腎臓に着目した場合，感染を起こして生じるのが腎盂腎炎，結石で生じるのが腎結石である．尿管に着目した場合，結石で生じるのは尿管結石である．膀胱に着目した場合，感染で生じるのは膀胱炎，結石で生じるのは膀胱結石，そして，膀胱に生じる癌は膀胱癌である．尿路に着目した場合，尿路に起こる感染症を尿路感染症（膀胱炎など）というわけだが，女性に尿路感染症が多いのは，尿道が男性に比べて短いためである．一方，男性には前立腺があり，尿道に接しているため，前立腺肥大症や前立腺癌を生じ，過活動膀胱の原因となって頻尿になったり，逆に尿道が狭くなるため排尿困難となることがある．

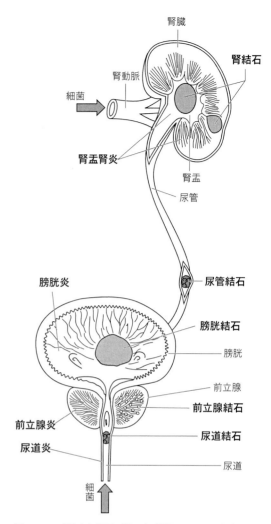

図9.1.2 感染症と結石（堺 章『新訂 目でみるからだのメカニズム』（医学書院，2000）をもとに改変）

9 泌尿器系
2. 腎臓・尿管

(1) 腎臓の構造（図9.2.1）

腎臓の表面に近い約1.5 cm幅の部分を皮質という．その中に，腎臓1つあたり約100万個の腎小体が存在する．腎小体は血液を濾過する部分であり，毛細血管の束である糸球体と，袋状の濾過のはたらきをするボウマン嚢とからできている（図9.2.2）．皮質よりさらに内側をみると，そこには髄質があり，髄質には構造上，腎錐体と呼ばれる部分がある．そこでは皮質で濾過された水などの成分を必要なだけ再吸収している．こうして作られた最終的な尿は，腎杯から腎盂へ送られ，尿管を通って排泄される．

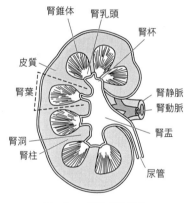

図9.2.1 腎臓（前頭断）

(2) 腎臓の血管

腎臓は非常に血管に富んだ臓器である．腎臓はソラマメに似た形をしており，内側のくぼんだ部分を腎門という．この腎門には3つの管が出入りしており，それが腎動脈，腎静脈，尿管で，その前後関係は腹側（前側）から順にVAU（V=vein（静脈），A=artery（動脈），U=ureter（尿管））となっている．腎動脈は髄質の周辺部を通って皮質と髄質の境界に向かう葉間動脈となり，次に皮質と髄質の境界に達すると弓状動脈となって腎臓の外表面に平行に，皮質と髄質の境界に沿って走る．その後，皮質側と髄質側で血管走行に違いが出てくるので，分けてみていく（図9.2.2）．皮質側では弓状動脈から放射線状に小葉間動脈が出ていき，さらに次々と輸入細動脈として血管の枝を出し，腎小体へ入っていく．ここに存在する糸球体で血液が濾過されるわけだが，その後血管は輸出細動脈となって腎小体から出ていく．そして尿細管周囲毛細血管網となって小葉間静脈へ集まっていく．次に髄質側だが，腎小体から出てきた輸出細動脈は，直細動脈となって髄質に向かって下行し，腎乳頭へ到達する．このあたりのヘンレのわな周囲で髄質の尿細管周囲毛細血管網を作り，上行性の直細静脈となって皮質に戻り，弓状静脈，葉間静脈へと流れていく．最終的には腎静脈となって腎臓外へ出ていく．

(3) 腎臓の機能

腎臓は血液を濾過して尿を作る器官で，クレアチニン，尿素，尿酸などの老廃物を体外に捨てる．体の恒常性維持（ホメオスターシス）に関与し，具体的には，体の水分量やpHを一定に保つ．その他，エリスロポエチンという造血ホルモンを分泌して赤血球産生に関与する．また，レニンという酵素を出して，アンジオテンシンという物質を作り，血圧上昇作用を示すことで，血圧を調節している．さらに，カルシウムの骨への沈着に働くビタミンDの活性化（活性型ビタミンD生成）に働く．つまり，腎臓が悪いと，正常な尿ができなくなり，体内に老廃物が溜まってしまい，尿毒症などになる．また，貧血，高血圧，骨粗鬆症になりやすくなる．

(4) 尿生成

糸球体で血液を濾過し，原尿が作られる．原尿は近位尿細管を通って，ヘンレのわな，遠位尿細管，そして集合管を通って，腎盂へと尿を送り出す．近位尿細管では，すべてのブドウ糖と大半のナトリウム，アミノ酸，水など，原尿の約8割を

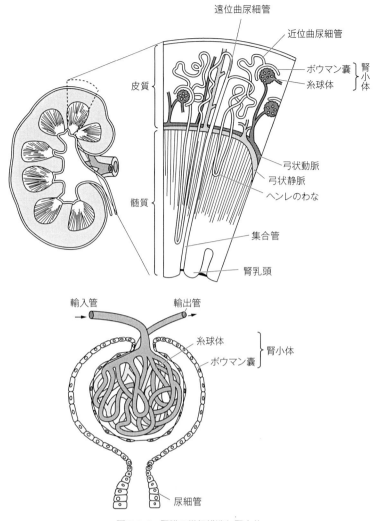

図9.2.2 腎臓の微細構造と腎小体

再吸収している．糖尿病ではすべての糖を吸収できず，尿に糖がまじってしまう（尿糖）．ヘンレのわなでは，水やナトリウムなどを再吸収し，遠位尿細管ではナトリウムや炭酸水素イオン，水などを再吸収し，アンモニアや酸は分泌される．集合管では水を再吸収し，最終的な尿となる．成人の場合，1日の尿量は約1.5Lで，黄色ないしは黄褐色である．

9 泌尿器系
3. 膀胱・尿道

(1) 膀胱の組織学的構造

　膀胱は粘膜，筋層，漿膜の3層からなる袋状の器官で，粘膜は移行上皮でできており，蓄尿量によりその厚さを変える．また，筋層は内縦，中輪，外縦の3層の平滑筋からできている．膀胱は尿が溜まっていないときは，底辺を上に向けた状態の三角形をしている．成人膀胱の容量は約500 mLである．尿管から尿が膀胱にくると，その量に応じて膨らんでいく．膀胱から尿道に続く出口（内尿道口）には，平滑筋でできた内尿道括約筋があり，尿生殖隔膜を貫く部分には，骨格筋でできた外尿道括約筋がある．この2つの筋群により膀胱に溜まった尿が漏れ出るのを防いでいる．骨格筋でできた外尿道括約筋は自分の意思で調節できるので，自分で排尿する我慢ができるのである．膨らんだ膀胱は排尿すると，もとの大きさに収縮する．

(2) 膀胱の機能

　膀胱の働きは，尿を溜めておくこと（蓄尿）と尿を体外に排泄すること（排尿）である．膀胱内に尿が一定量溜まると，その情報が脊髄に伝わり，そこから大脳へ伝えられ尿意として感じるようになる．大脳から脊髄を通って末梢神経を介して膀胱括約筋を収縮させ，尿道括約筋を弛緩させることにより排尿が起こる．尿意を感じても一定時間，我慢できるのは，外尿道括約筋が随意筋であるため自分の意思で収縮させておくことができるからである．

(3) 膀胱の神経支配

　膀胱を主に調節する神経は3つあり，下腹神経，骨盤神経，そして陰部神経である．下腹神経は交感神経で自分の意思で動かすことはできない．膀胱を弛緩させ，内尿道括約筋を収縮する働きがあり，蓄尿に関わる役割を果たす．骨盤神経は副交感神経で，やはり自分の意思で動かすことはできない．膀胱を収縮させる働きがあり，排尿に関わる役割を果たす．陰部神経は体性神経で，自分の意思で動かすことができる．外尿道括約筋を収縮させる働きがあり，自分の意思で排尿の調節をする．

(4) 男性の尿道，女性の尿道

　尿道は男性と女性で解剖学的にかなり違う．男性の尿道は陰茎を通っており，成人の場合，その長さは16〜20 cmである（図9.3.1）．前立腺前部，隔膜部，海綿体部に分けられる．女性の尿道は4 cmほどで，膣前庭に開口する（図9.3.2）．男性の場合，高齢者になると前立腺肥大症などにより排尿に障害が出ることがある．一方，女性の場合は尿道の長さが短いため，男性に比べて細菌

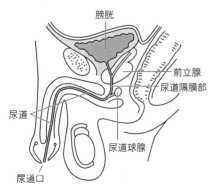

図9.3.1　膀胱と尿道（男性）

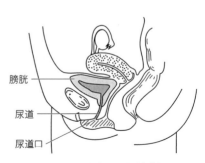

図9.3.2　膀胱と尿道（女性）

感染を起こしやすく，膀胱炎になる人が多い．また，女性はその長さゆえ，尿が漏れてしまう（失禁）ことが男性に比べると多い．

尿失禁のある人（特に高齢者）は意外と多く，誰にも言えずに悩んでいることもある．一言に尿失禁といってもその種類には，切迫性尿失禁，腹圧性尿失禁，溢流性尿失禁がある．切迫性尿失禁は，尿意を感じると我慢できずに，すぐに漏れてしまう状態である．脳血管障害などによる脳からのコントロール不良などが原因となり得る．腹圧性尿失禁は，くしゃみなどにより腹圧がかかると漏れてしまう状態である．これは，尿道括約筋を含んだ骨盤底筋群の緩みが原因であり，加齢や出産後の女性に多くみられる．溢流性尿失禁は，膀胱内に尿が充満したときにあふれ出てしまう状態である．尿道が狭い，膀胱の収縮が十分できないなどが原因で，前立腺肥大症が代表的な疾患である．同じ尿失禁でも病態は異なり，治療も対応方法も異なるので，排尿のメカニズムは理解しておきたい．

(5) 排尿・尿量調節

排尿・尿量調節を主に担うのは，神経系とホルモンである．

膀胱に尿が溜まると膀胱壁が伸び，その刺激が骨盤神経を通って，脊髄の腰髄，仙髄にある排尿中枢に伝えられ，そして，脳に伝わり尿意を感じるようになる．排尿の準備ができていないときは下腹神経が優位に働き，膀胱壁の平滑筋が緩み，同時に内尿道括約筋が収縮して排尿を抑える．その後，排尿の準備ができると，脳からのこの指令がなくなり，骨盤神経が優位に働き，排尿反射により膀胱壁の平滑筋が収縮し，同時に内尿道括約筋が緩んで排尿が行われる．

また，主にホルモンにより尿量は調節される．腎血流量が減ると腎臓からレニンが分泌され，肝臓で作られるアンジオテンシノーゲンをアンジオテンシンⅠに変える．次いでアンジオテンシンⅠは肺でアンジオテンシンⅡに変わり，アンジオテンシンⅡは副腎の副腎皮質にはたらいてアルドステロンを分泌する．アルドステロンは腎臓の尿細管にはたらき，尿量を減らして体液量を増加させ，血圧も上がる．次に脳下垂体から分泌されるバソプレシンは，やはり尿量を減らして体液量を増加させ，血圧も上がる．一方，心房性ナトリウム利尿ペプチド，および脳性ナトリウム利尿ペプチドはいずれも心臓から分泌されるが，尿量を増やし，血圧を下げる．

【田中聡一】

10 生殖器系

1. 生殖腺と性のしくみ

(1) 生殖器の発生

生殖器（reproduction）系は種の保存のための器官であり，これは他の器官系と異なる．ヒトは精子と卵子の結合によって起こる受精（fertilization）〜着床（implantation），胎芽（embryo）〜胎児（fetus）へと移行し，分娩（delivery）となる．

胎児の生殖器は腎臓・膀胱などの排出器と一緒にできており，最初は，女性生殖器に近い形に作られているが，成長とともに形と働きが明確になる．精子と卵子の受精によって最初に作られるものを接合体といい，これは胎児原基に発育し，男女の両性どちらにも発育できる特徴をもつ．このように男・女に発育する過程を性分化という．

(2) 受精と発生，胎児の性分化

a．妊娠の成立

妊娠とは受精卵の着床から胎芽または胎児および付属物の排出までの状態をいう．

精子の大きさは約0.1 mm以下，動く速さは1分間に2〜3 mmである．1回の射精で放出する精子数は約4億程度で，受精能をもつ期間は，卵子は約24時間，精子は約48〜72時間である．受精卵は，受精後7日前後で着床する．

b．発生

受精卵が細胞分裂を開始し，胎芽から胎児へと発達する過程を発生（development）という．妊娠10週未満（受精後8週未満）は完全な人間の

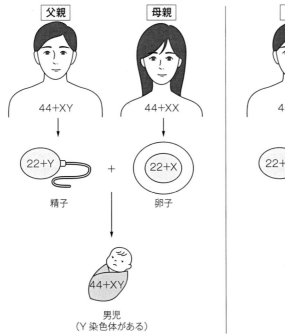
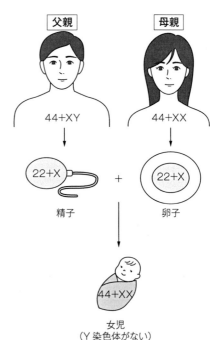

図 10.1.1 遺伝性の決定
卵子の染色体のパターンが1通りのみ（22+X）であるのに対し，精子には2通り（22+X，22+Y）のパターンがあり，これらによって子の性別が決定される．

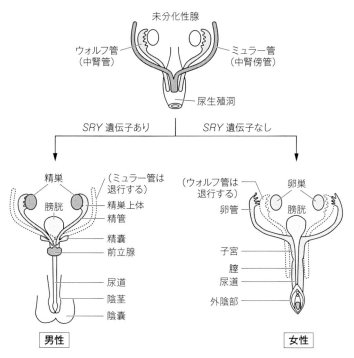

図 10.1.2 生殖器の分化

外観を呈さないため胎芽といい，妊娠 10 週以降（受精後 8 週未満）を胎児という．

c．性分化のメカニズム

ヒトの性は X と Y の性染色体で決定される（図 10.1.1）．

性（sex）決定の過程では，Y 染色体上の精巣決定因子 =（SRY）遺伝子が重要である．

d．男性器，女性器の分化

男性はウォルフ管が分化し，男性器となる．

女性はミュラー管が分化し，女性器となる．

e．成長

成長（growth）とは，形態的に身体の重量や大きさが増加し，機能的に成熟することをいう．出生後，成長時期に応じて，新生児期（出生後 28 日まで），乳児期（16 か月ごろまで），児童期（13 歳ごろまで），青年期（24 歳ごろまで），成人期（65 歳ごろ），老年期（65 歳以降）に分けられる．

10 生殖器系

2. 性周期とホルモン

性周期とは，妊娠を成立させるための準備の働きである．

性周期には，卵巣周期（卵胞発育→排卵→黄体形成というサイクル）と月経周期（子宮内膜の周期的変化：月経開始第1日目～次回月経開始前日まで）がある．

(1) 性周期に関連するホルモンと分泌場所（図10.2.1）

性周期は卵胞期→排卵期→黄体期→月経期の流れで卵胞ホルモン（以下，エストロゲン）と黄体ホルモン（以下，プロゲステロン）の増減によって繰り返される．

生殖器系は排卵や月経をコントロールする器官として，視床下部や下垂体からの命令で生殖器（卵巣や子宮）が機能する．体内の諸活動を調節する化学伝達物質をホルモンと呼び，視床下部や下垂体からホルモンが放出されて生殖器がコントロールされている．視床下部は性腺刺激ホルモン（ゴナドトロピン；GnRH）放出ホルモンを分泌する．GnRHは下垂体を刺激して黄体形成ホルモン（LH），卵胞刺激ホルモン（FSH）を下垂体から分泌させる．このホルモンは卵巣を刺激して，エストロゲン，プロゲステロンを卵巣から分泌させる．これらが子宮内膜に作用して月経や妊娠を維持する．卵巣は無数の原始卵胞をもち，思春期には視床下部からFSHを分泌するよう脳下垂体に命令が出され，FSHが分泌される．FSHは卵巣に作用し，卵巣にある原始細胞が活動を始めて卵子を含んだ成熟卵胞となり，卵胞からはエストロゲンが分泌する．脳下垂体はLHを分泌して卵巣を刺激し，卵胞から卵子を排出する．これが排卵である．排卵した卵胞からエストロゲンとプロゲステロンが分泌され，この働きで子宮内膜は肥厚し，受精卵が着床する．卵子が受精しない場合，プロゲステロンは消退する．子宮内膜は肥厚状態を維持できずに剝がれて膣から排出，出血したものを月経という．

(2) フィードバック機構

卵巣と，視床下部・脳下垂体との間にはフィードバック機構が存在する．

エストロゲン・プロゲステロン		FSH・LH
増加	→	減少
減少	→	増加

通常はネガティブフィードバックであるが，卵

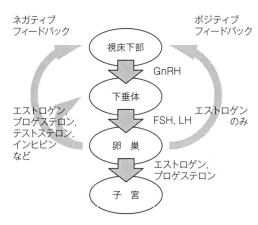

図10.2.1 性周期に関連するホルモンと分泌場所

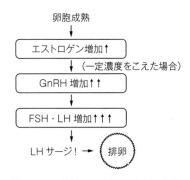

図10.2.2 ポジティブフィードバック機構

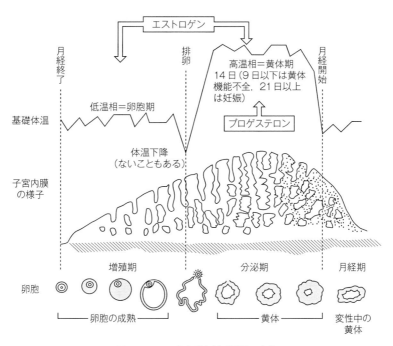

図 10.2.3 子宮内膜と基礎体温の変化

胞が成熟し，分泌されるエストロゲンが一定濃度を超えた場合に，ポジティブフィードバックがおきる．排卵はポジティブフィードバック機構によるものである（11.5節参照）．

(3) 性周期による子宮・膣の変化

子宮内膜の変化　図 10.2.3 参照．

頸管粘液の性状　排卵期には透明で牽糸性が増加し，精子を迎え入れやすくする．乾かすとシダ葉状の結晶が著明（顕微鏡所見）．排卵期以外には不透明で粘稠性であり，子宮に栓をし，細菌を排除する役割をする．

基礎体温（図 10.2.3）　基礎体温は，朝目覚め，身体を動かさない状態で測定した体温であり，女性は排卵と月経の周期によって変化がみられる．

基礎体温の変化：基礎体温は卵巣から分泌されるプロゲステロンにより変化する．月経から排卵までの約2週間は低温相となり，排卵により卵巣からプロゲステロンが分泌される．そのため，高温相となる．排卵後，妊娠でない場合はプロゲステロンの分泌がなくなり，約2週間後の月経が始まるころには体温は下がる．

基礎体温でわかること：

- 排卵期（低温期から高温期に移る時期）がわかり，妊娠しやすい時期がわかる．基礎体温で避妊する場合は，精子の受精能72時間と卵子の受精能24時間を考慮して排卵期の72時間前から排卵期最終日に1日を足した期間を避妊するが，低温期と高温期が明確でないと排卵期は不明確となり，この方法は確実な避妊法ではない．

- 排卵の有無がわかる．低温期と高温期が不明確な場合は，排卵がない可能性がある．思春期には排卵がないこともあるため，基礎体温を記録し，様子をみることもある．

- 高温期の持続

    妊娠によりプロゲステロンの分泌の影響で高温期が持続する．高温期が3週間以上続くときは妊娠の可能性がある．

10 生殖器系

3. 男性生殖器

(1) 男性生殖器

a. 外性器

陰嚢という左右の袋で，精巣（睾丸）と精巣上体（副睾丸），陰茎（ペニス）である．

b. 内性器

精巣（testis）は左右1対の卵円形の器官で重さ約8gであり，精子の形成や男性ホルモン（テストステロン）を分泌する．精巣上体（epididymis）は，精巣上の管状の組織で精管（長さ約40cm）につながる．精子（sperm）は多数の精細管が並んだものであり，頭部，中部と尾部からなり尾部にDNAを含む核があり，中部にはミトコンドリアが含まれ，尾部で運動し，精管に向かう．精管は精巣上体から尿道までをつなぐ．精嚢は，精管から精子が精嚢に到着後に精嚢の筋肉が収縮して精漿を分泌する．精嚢，前立腺，尿道球腺は付属生殖器と呼ばれ，射精時の精子の運動を活発化する．前立腺は腺組織と平滑筋から形成され，腺組織で精液の液体成分の15～20%を産出する．位置は膀胱下で尿道を囲むように存在し，射精時に精嚢と同様に前立腺液を分泌する．重さは成人で15～17g，大きさは3cm程度である．前立腺の外側は被膜に包まれ，膜の内側に前立腺液を分泌する腺が存在する．前立腺内は尿道周囲にある内腺と周囲に外腺がある．

(2) 老化（aging）・主要な病気との関係

前立腺の病気は前立腺肥大症と前立腺癌があり，前立腺肥大症は内腺に発生し，前立腺癌は外腺に多く発生する．思春期になると脳から黄体形成ホルモン放出ホルモン（LH-RH: luteinizing hormone-releasing hormone）が分泌される．これが下垂体を刺激して黄体形成ホルモン（LH: luteinizing hormone）の分泌を促す．男性はLHの刺激で精巣から男性ホルモンが分泌され，その影響で声変わりや陰毛が生える．前立腺もこの影響で増殖し，精液を産生することにより射精が始まる．男性ホルモンに依存して増殖する性質は癌にもみられる．

a. 前立腺肥大症

前立腺は男性に固有な臓器で膀胱下に尿道を囲むように存在する通常くるみ大の臓器で左葉と右葉に分かれている．前立腺の働きは精液の一部である前立腺分泌液を分泌する．老化に伴い生殖能力が低下するため前立腺は萎縮していくが，肥大化する場合がある．前立腺は膀胱下に存在し，尿道は前立腺内部にあるため，肥大化により尿道が圧迫され，排尿困難や頻尿などの症状が出現する．肥大する原因の詳細は不明であるが，現象的には加齢による男性ホルモンの分泌の変化が影響すると考えられるが，前立腺癌の発生メカニズムは明らかになっていない．

前立腺肥大症は，加齢とともに前立腺が肥大化する疾患である．40～50歳代で症状が出はじめ，60歳代では頻尿や放出力低下などの症状が出現し，多くの男性が前立腺肥大となる．男性の更年期障害とも考えられる．

前立腺肥大症の診断は，前立腺肥大は泌尿器科での検査で容易に診断されるが，前立腺癌との鑑別診断は必要となる．

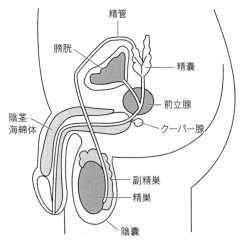

図10.3.1 男性生殖器

前立腺肥大の検査は，問診，尿検査，直腸診，超音波診断，内視鏡検査，血液検査（腫瘍マーカー測定）などがある．前立腺肥大の程度を示す方法に国際前立腺症状スコア（I-PPS）質問表があり，尿の勢いや排尿回数，残尿感などを点数化し，一般に7点以下で軽症，20点以上では重症とされている．

b．前立腺癌

①前立腺癌の発生と原因

前立腺癌は一般的に50歳以降に発生し，60歳以降に増加する．前立腺癌は人種，遺伝，さまざまな環境因子により罹患率が異なるが，各国の検診普及率，癌登録の精度の違いなどから正確な国際比較は難しい．日本では，近年，PSA（前立腺特異抗原）検査の導入や生検方法の診断技術の向上などにより，前立腺癌の罹患率・死亡率が増加している．前立腺癌の罹患率は国別や人種差が大きく，北米がもっとも多い．このため，脂肪の多量摂取との関係が考えられている．肥満は，BMI（body mass index [(体重(kg))/(身長(m))^2]）と前立腺癌リスクとの関係により報告されている．前立腺癌と遺伝要因との関係は，家族が前立腺癌だった場合の前立腺癌発生リスクは約3倍といわれる．

②前立腺癌の症状と検査・治療

前立腺癌は特異的な症状はないが，前立腺肥大症の症状である頻尿（夜間），排尿困難，残尿感などが加齢とともにみられるため，症状のみでは前立腺癌の診断は難しい．「前立腺癌検診ガイドライン：2008年度版（日本泌尿器学会編）」では，PSA基礎値1.1～4.0 ng/mLの症例は毎年，0.0～1.0 ng/mLの症例は3年に1度の受診が推奨されている．ただし，PSA検査は前立腺癌の早期診断に有用であるが，検査によって死亡率が減少するとされるのは不十分として，社会的な対策型検診としての採用は勧められていない．

前立腺癌は，限局性や局所進行癌の転移のない早期発見による治療効果も高いが，転移癌ではホルモン療法による初期治療の効果はあるが治療法（ホルモン療法，手術療法，放射線療法）などの選択肢が限られる．Johansson（1997）らは「前立腺癌は診断後，症状の出現あるいは腫瘍マーカーのPSA上昇を認めるまでは積極的治療をしなくても予後は変わらない」という報告もあるが，早期発見により適切な治療を行うことは重要である．

10 生殖器系
4. 女性生殖器

女性の生殖器は卵巣（ovary），子宮（uterus），卵管（oviduct），膣（vagina）に分けられる．卵巣の未成熟な卵の中で成熟したものが約28日ごとに1つ排卵される．その前後で卵巣から分泌されるホルモンの種類と量が変化する．排卵後の約2週間は受精卵の着床に備えて子宮内壁は肥厚し，着床がなければホルモンの種類と量が変化し月経が起こる．女性が生涯に排卵できる卵の数は数百個である．

(1) 形態・機能
構成（図10.4.1）
外性器（図10.4.2）：外陰；恥丘・大陰唇・小陰唇・陰核・膣前庭・会陰
内性器：膣・子宮・卵管・卵巣
位置　骨盤の中央にある．子宮の前方には膀胱が，後方には直腸がある（図10.4.3）．
内性器（膣・子宮・卵管・卵巣）　膣の長さは7～8 cmであり，正常時の膣内は酸性を保ち，外部からの微生物の侵入を防いでいる．子宮の長さは7～9 cmで上方の子宮体と下方の子宮頸に分かれる．

卵管の全長は7～10 cmで，卵管内膜の線毛運動より卵子を子宮へ輸送する．
卵巣は左右一対の親指大の器官で，重さは約6 gである．固有卵巣索により子宮につながる．

(2) 老化・主要な病気との関係（更年期障害）
a. 子宮内膜症（endometriosis）
子宮内膜は子宮内だけでなく，卵巣表面，子宮の後側，腹部にも存在する．月経時に子宮内だけでなく，卵巣表面などの子宮以外の部分で同時に出血するために生理痛が強くなる．腹腔内に癒着を起こす病気である．不妊症の原因の一つになる．

b. 更年期障害
更年期（climacterium）は，性成熟期から生殖不能期へのホルモン環境の変化，移行期で月経がなくなる閉経前後の数年間をいう．卵巣機能の低下によるエストロゲンやエストラジオールの欠乏に基づくホルモンバランスの崩れにより起こる症候群を更年期障害（PMS：menopause, postmenopausal syndrome）という．健康障害として，更年期障害や高血圧，脂質異常症，動脈硬化

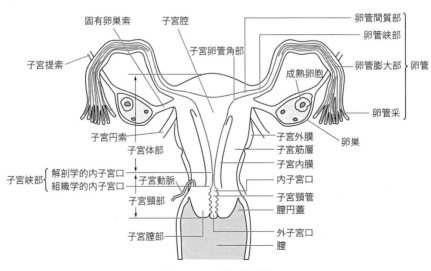

図10.4.1　女性の生殖器

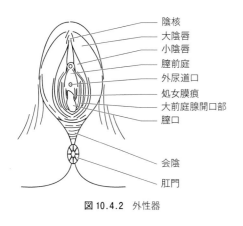

図10.4.2 外性器

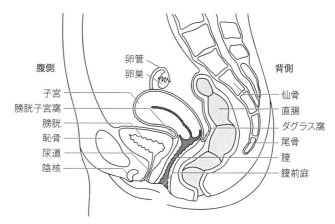

図10.4.3 子宮の位置

症，骨粗鬆症，尿失禁，癌（子宮・乳房・卵巣など），肥満，糖尿病，社会的にも子離れなどによるストレスやうつなどがみられる．

c．生理的老化

生物には寿命があり，生体を構成する細胞や諸機関の老化が起こる．生理的特徴は，聴覚では高音領域の聴力低下や血圧の上昇などおのおのの機能の加齢による変化，環境の変化や運動に対する適応能力低下などの恒常性（ホメオスターシス）機構の低下がみられるが，個人差は大きい．

d．子宮癌

子宮癌（uterine cancer）は，癌の発生部位により子宮体癌（endometrial cancer，子宮内膜癌ともいう）と子宮頸癌（cervical cancer）に分けられ，同じ子宮癌であるが子宮頸癌と子宮体癌は，原因・症状・治療法や発生年齢に違いがある．一般的な健康診断は子宮頸癌検診である．他に子宮肉腫（uterine sarcoma），絨毛癌（choriocarcinoma），胞状奇胎（hydatidiform mole）もあるが，子宮体癌と子宮頸癌について述べる．

子宮体癌　子宮体癌（子宮内膜癌）は，子宮体部の内側にある子宮内膜から発生し，子宮体部にできる癌である．2つのタイプが存在し，1つのタイプの発癌には女性ホルモンであるエストロゲンが関与している．

症状：不正性器出血が主症状であるが血性帯下や腹痛もみられる．

診断：細胞診や超音波検査により発見，組織採取，CT，MRIなどの精密検査．

治療：原則として開腹術による子宮や両側の卵巣・卵管の摘出およびリンパ節の郭清手術，場合により化学療法や放射線治療が行われる．

子宮頸癌　子宮頸癌は子宮頸部に発生し，日本では若年者に増加傾向の癌である．観察や検査がしやすく発見しやすい．早期発見によると比較的治療しやすく予後はよい．

原因：HPV感染の関連が指摘され，HPVは性交経験があれば感染し得るウイルスで，自覚症状はない．喫煙も子宮頸癌の危険因子である．

　　　検診により，HPV感染から異形成の状態を発見できるため，定期的な検診は重要である．

種類：癌の組織により，扁平上皮癌，腺癌，腺扁平上皮癌に大別される．

- 扁平上皮癌；子宮頸癌全体の8割を占め，扁平上皮細胞にできる癌である．
- 腺（円柱上皮）癌；子宮頸部の粘液を分泌する腺細胞の癌で腺癌は扁平上皮癌に比べて検診で発見されにくく，扁平上皮癌に比べて治療が難しい．

症状：不正性器出血である．

診断：内診・細胞診で疑い，必要時にコルポスコピーや生検・組織診により診断される．CT，MRI，腫瘍マーカーの採血や膀胱鏡なども行われる．

治療：進行期別に合わせて治療されるが，年齢，合併症，既往歴，全身状態なども判断する．

【米山万里枝】

11 内分泌系

1. 内分泌系のしくみ

　体が恒常性（ホメオスタシス）を保つために，体内の環境を調節するしくみが，神経系と内分泌系である．体内の内分泌臓器から分泌されるホルモンは血中に分泌され，血液によって他の組織に運ばれ，標的細胞にある受容体に結合し独自の生理活性作用を発揮する．近年ではホルモン分泌様式の異なるホルモンが見いだされており，ホルモン分泌細胞の近隣の細胞に作用する傍分泌，ホルモン分泌細胞自身に受容体があり，作用を発揮する自己分泌もある．ホルモンの効果は標的細胞の増殖や代謝活性の変化などさまざまである．

(1) 人体内のホルモン分泌器官の分布

　ホルモンを産生し，分泌する腺組織を内分泌腺といい，下垂体，甲状腺，副甲状腺，膵臓，副腎，卵巣，精巣がある．ホルモンを分泌する組織，細胞は他にも心臓，血管内皮細胞，消化管，腎，脂肪細胞，脳の視床下部などがある（図11.1.1）．

　体内のホルモンはそれぞれが分泌促進あるいは抑制するようなフィードバック機構をもっていて，血中濃度が適正な値に保たれている．何らかの原因で，血中ホルモン濃度が変化すると，体のバランスが崩れて病気になってしまう．ホルモンの作用を理解するには，ホルモン濃度が過剰か低下かによって起こる症状を考えてみると理解しやすい．

　ホルモンは構造上の違いから，アミノ酸誘導体のペプチドホルモン，アミン，ステロイドホルモンに分類される．

(2) フィードバック機構によるホルモン濃度調節

　ホルモンの濃度は血中で一定に保たれている．この調節にはフィードバック機構が使われている．

　腺組織におけるホルモンの合成・分泌には，上

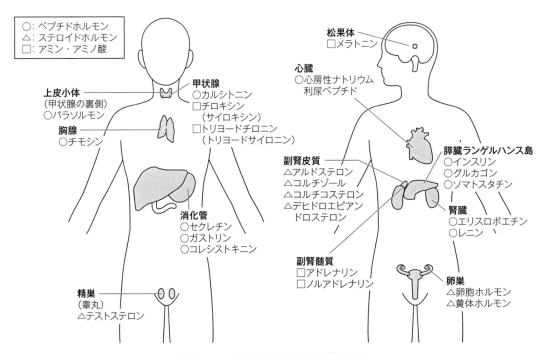

図 11.1.1　人体内のホルモン分泌器官の分布

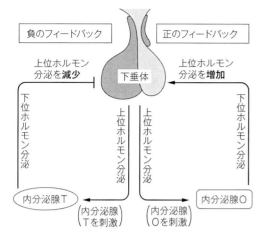

図11.1.2 フィードバック機構

位ホルモンによる調節を受ける．上位ホルモンを分泌する細胞は腺組織からの下位ホルモンの働きにより分泌抑制または分泌促進を行うように作用する．下位ホルモンが多くなると，上位ホルモンが減少し，下位ホルモンの分泌抑制が起こることを負のフィードバックという．ほとんどのホルモン濃度は負のフィードバックにより調節されている．逆に下位ホルモンが上位ホルモンの分泌を促進し，下位ホルモン分泌亢進を起こしていくことを正のフィードバックという．排卵や分娩のときに作用するホルモンにみられる（図11.1.2）．

(3) ホルモンと受容体

ホルモンは内分泌腺から血液中に放出され，血流によって標的細胞に運ばれる．毛細血管を通して細胞に達したホルモンは細胞にある受容体に結合する．ホルモンの作用は特定の受容体と結びついて発揮される．受容体は細胞膜上にあるもの，細胞内にあるものがあり，各ホルモンは受容体に結合し，受容体は活性化され，セカンドメッセンジャーを産生，または遺伝子発現の調節を起こす．細胞は増殖したり，蛋白質を合成・分泌した

り，さらにホルモンを分泌したりする．成長ホルモンやペプチドホルモン，アドレナリンなどは細胞膜にある受容体を活性化し作用するのに対し，ステロイドホルモンや甲状腺ホルモンなどは，細胞膜を通過し，細胞内受容体に結びついて作用する．

(4) 老化とホルモン

人は老化すると動脈硬化や免疫力低下などが起こってくるが，内分泌系にも変化が現れる．特に女性において，卵巣から分泌されるエストロゲンは，出産可能年齢を過ぎると徐々に分泌が低下し，50歳ごろ分泌されなくなる．卵巣からの排卵が徐々に消失し，エストロゲン分泌の低下に伴う身体症状を更年期障害という．独特の顔のほてり感や生理不順などの症状が出現してくる．

(5) メタボリックシンドローム

メタボリックシンドロームは腹部臓器周囲の脂肪沈着である内臓脂肪といわゆる生活習慣病との関連が指摘される病態であり，体内ホルモンバランスの変化によりもたらされるものもある．診断するには腹囲測定が必要で，腹囲が男性85 cm以上，女性90 cm以上かつ高血圧，高血糖，脂質異常のうち2つを合併した場合をメタボリックシンドロームという．この状態を放置した場合，動脈硬化性疾患である狭心症や心筋梗塞，脳卒中を起こすリスクが高まる．

生活習慣病は高血圧症，糖尿病，脂質異常症などであるが，内分泌疾患には病態としてこれらの生活習慣病を呈するものがある．内分泌疾患はホルモン産生過剰または産生低下，内分泌腺腫瘍があり，特有の症状が現れるが，メタボリックシンドロームといわれている患者に内分泌疾患が隠れている可能性を考える必要がある．

11 内分泌系

2. 視床下部・下垂体・松果体

視床下部・下垂体系は多くのホルモンを分泌する．視床下部ホルモンには，下垂体前葉から分泌されるホルモンの調節を行っているものと，視床下部で合成され下垂体後葉から分泌されるものがある．

(1) 視床下部

大脳視床下部からは下垂体前葉から分泌されるホルモンの放出促進または抑制するホルモンが合成，分泌される．また，視床下部で合成されたホルモンの一部は下垂体後葉に神経分泌として運ばれ，血中に分泌される．ホルモン分泌の調節中枢である（図11.2.1）．

(2) 下垂体

視床下部に続く重さ約0.5〜0.9gほどの内分泌臓器である．頭蓋骨の蝶形骨トルコ鞍の中にはまっている．前葉はさまざまなホルモン産生細胞の集合体であり，多彩なホルモンが合成・分泌される．下垂体前葉からは成長ホルモン（GH），副腎皮質刺激ホルモン（ACTH），甲状腺刺激ホルモン（TSH），プロラクチン（PRL），卵胞刺激ホルモン（FSH），黄体形成ホルモン（LH）が分泌される．

GHの作用は肝臓におけるインスリン様成長因子（IGF-1）の産生分泌促進に働き，IGF-1は長管骨の成長，軟骨合成，臓器の容量拡大，筋肉における蛋白合成，脂肪分解などの作用で，小児の成長促進に働く．また成長ホルモン自身も脂肪分解，肝における糖代謝促進作用がある．GHの過剰は小児では巨人症になり，成人では末端肥大症になる．小児において，GH分泌低下は下垂体性発育不全症になる．

ACTHは副腎皮質を刺激し，コルチゾールとアンドロゲンの分泌を促している．ACTH分泌過剰はクッシング病になり，分泌低下は副腎皮質機能不全になる．

TSHは甲状腺を刺激し，甲状腺ホルモン合成や分泌を促進する．

PRLは乳腺に作用し，乳汁分泌を促進する．

FSHとLHは女性では卵巣に作用し，卵胞の成熟や排卵を促進，男性では精巣に作用し精子の産生に関連する．

下垂体前葉から分泌されるホルモンは，体内各所に存在する内分泌臓器に働きホルモン合成・分泌を刺激し，また，直接標的臓器に作用してホルモン特有の作用を発揮する（図11.2.2）．

下垂体後葉は視床下部からの神経軸索が伸びてきて，神経終末からオキシトシンとバソプレシンが放出される．オキシトシン

表11.2.1 下垂体ホルモンとその働き

下垂体ホルモン	ホルモンの働き
成長ホルモン（GH）	インスリン様成長因子増加
副腎皮質刺激ホルモン（ACTH）	副腎皮質ホルモン分泌促進
甲状腺刺激ホルモン（TSH）	甲状腺ホルモン分泌促進
プロラクチン（PRL）	乳汁分泌促進
卵胞刺激ホルモン（FSH）	女性では卵巣における卵子形成促進
黄体形成ホルモン（LH）	女性では排卵促進，黄体形成促進
オキシトシン	子宮収縮，乳汁分泌促進
バソプレシン	腎臓における水分再吸収促進

表11.2.2 視床下部からのホルモン

視床下部からのホルモン		下垂体前葉ホルモン		標的臓器とホルモン
成長ホルモン放出ホルモン	⇒	GH	⇒	肝臓：IGF-I
甲状腺刺激ホルモン放出ホルモン	⇒	TSH	⇒	甲状腺：甲状腺ホルモン（T_4, T_3）
プロラクチン放出因子	⇒	PRL	⇒	乳腺
副腎皮質刺激ホルモン放出ホルモン	⇒	ACTH	⇒	副腎皮質：コルチゾール・アンドロゲン
ゴナドトロピン放出ホルモン(GnRH)	⇒	LH・FSH	⇒	卵巣：エストロゲン・プロゲステロン 精巣：テストステロン

GH，TSHはソマトスタチンで，PRLはドーパミンで分泌抑制される

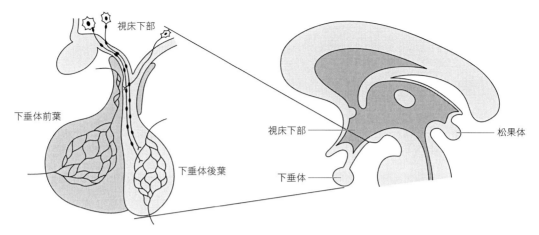

図 11.2.1 視床下部・下垂体
(右) 脳内での視床下部・下垂体・松果体の位置. (左) 視床下部から下垂体後葉に神経がつながり,ここから後葉の血管にホルモン分泌される.

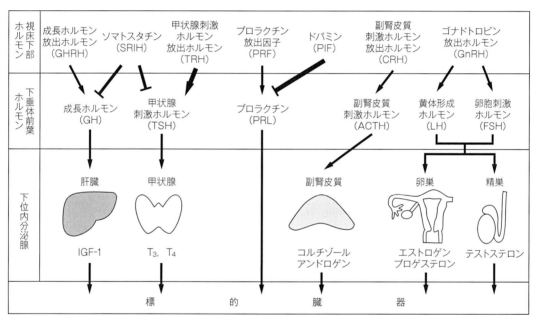

図 11.2.2 視床下部ホルモンと下垂体前葉ホルモンの調節機構
──→ は促進,──┤ は抑制を示し,矢印の太さは作用の強弱を表す.
「ゴナドトロピン放出ホルモン」という名称は,黄体形成ホルモンと卵胞刺激ホルモンを総称してゴナドトロピン(性腺刺激ホルモン)と呼ぶことによる.(医療情報科学研究所編『イメージするからだのしくみ vol. 3 代謝・栄養・内分泌』(メディックメディア, 2004) をもとに改変)

は子宮と乳腺に働き,子宮収縮作用と射乳作用がある.バソプレシンは腎臓の水分再吸収を促進する.バソプレシン分泌が不足すると尿量が増加し尿崩症になる.

中間部からはメラニン細胞刺激ホルモンが分泌されるといわれるがヒトでは役目がはっきりしない (図 11.2.1).

(3) 松果体

視床上部後方,第三脳室後端にある松果体は長さ 6〜10 mm,幅 5 mm 程の大きさの内分泌腺でメラトニンを分泌する.メラトニンは夜間に分泌が多くなり,睡眠サイクルに関与する体内時計の役割をしている.メラトニン分泌は睡眠の誘導が起こる.

11 内分泌系

3. 甲状腺・上皮小体

(1) 甲状腺・上皮小体の構造

　甲状腺は頸部前面の甲状軟骨の下部で気管の前方に位置し、蝶の形をした長さ3〜4cm、厚さ2〜3cm、重さ約20gの内分泌腺である（図11.3.1）。真ん中を峡部といい、右葉と左葉で構成されている。甲状腺後面に右葉と左葉各2個ずつ上皮小体が付着している。上皮小体は米粒大で重さ100mg前後である（図11.3.2）。

　甲状腺細胞は濾胞構造をなし、その内部（濾胞腔）にコロイドを貯留する（図11.3.3）。コロイド中には甲状腺濾胞細胞により合成されたサイログロブリンが放出される。甲状腺細胞はヨードを取り込み、濾胞内に放出しサイログロブリン上で、チロシン分子をヨード化し、甲状腺ホルモンを作る。合成された甲状腺ホルモンはコロイド中に貯蔵され、甲状腺刺激ホルモン（TSH）の作用によって血中に分泌される。

　濾胞を形成する甲状腺細胞の近傍にC細胞（傍濾胞細胞）が存在する。C細胞はカルシトニンを分泌する。カルシトニンは上皮小体から分泌される上皮小体ホルモン（PTH）とともに、血中カルシウム濃度の調節をする。

(2) 甲状腺ホルモンの働きと疾患

　甲状腺ホルモンにはヨードが4つ含まれて合成されたサイロキシン（T_4）とヨードが3つ含まれているトリヨードサイロニン（T_3）があり、これらはサイロキシン結合グロブリン（TBG）と結びついて血中を運搬される。血中にはさらに、TBGから遊離した遊離T_4（free T_4）と遊離T_3（free T_3）があり、生物学的活性が発揮されるのはfree T_3である。各組織において、freeT_3は脱ヨード酵素の働きによりfree T_4のヨードが1つ取れて供給される。

　甲状腺ホルモンは全身の代謝活性を司っている。甲状腺ホルモンの作用は心拍数上昇、代謝率上昇、酸素消費上昇、グルコース吸収増加、蛋白・核酸合成促進、コレステロール代謝促進、グリコーゲン合成低下、熱産生などである。血中甲状腺ホルモン濃度に日内変動はみられず、TSHとともに一定の濃度を保つように調節されている。

　甲状腺ホルモンが血中に過剰にあると代謝亢進状態となる。甲状腺機能亢進症では、頻脈、発汗過多、体重減少、暑がり、食欲亢進、下痢、イライラ感、手指振戦などの症状が現れる。代表的疾患はバセドウ病である。バセドウ病では、これらの症状とともに甲状腺腫大と眼球突出が起こってくる。バセドウ病の原因であるTSH受容体抗体が甲状腺を刺激し続けるため甲状腺は腫大し、TSHによる調節を受けることなく、甲状腺はホルモンを産生し続け血中ホルモン濃度は高値となる。

　甲状腺ホルモン濃度が低下する甲状腺機能低下症では、便秘、むくんだ感じ、易疲労感、徐脈、寒がり、抑うつ症状など、過剰症状と反対の症状がみられる。代謝活性の低下症状により、高齢者では認知症と間違われることもある。橋本病（慢性甲状腺炎）が代表的疾患であり、女性に頻度の高い疾患である。甲状腺自己抗体（抗サイログロブリン抗体と抗甲状腺ペルオキシダーゼ抗体）が甲状腺ホルモンの合成阻害に働くため、甲状腺ホルモンが作られなくなる。下垂体からのTSH分泌が増加するため甲状腺は刺激されて腫大する。

　視床下部-下垂体-甲状腺系は負のフィードバックにより甲状腺ホルモン濃度が調節されているので、バセドウ病で甲状腺ホルモンが過剰になるとTSH分泌は低下し、橋本病で甲状腺ホルモンが低下するとTSH分泌は増加する。甲状腺疾患は、甲状腺に対する自己抗体が体内に出現し、甲状腺を刺激したり、破壊したりする自己免疫疾患である。生体が甲状腺ホルモン濃度の調節ができなくなりバランスを崩してしまうことにより甲状腺機能異常が発症する。

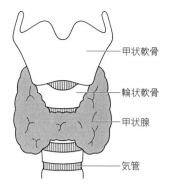

図 11.3.1　甲状腺
甲状腺は気管の前面で甲状軟骨の下方に位置する.

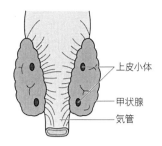

図 11.3.2　上皮小体
上皮小体は甲状腺の背面に位置する.

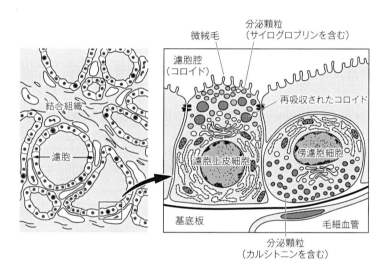

図 11.3.3　甲状腺組織図
甲状腺濾胞上皮細胞と傍濾胞細胞.（野上晴雄編著『新組織学第5版』（日本医事新報社，2011 をもとに改変）

(3) カルシトニンと上皮小体ホルモン

　体内では骨に豊富に蓄えられているカルシウムであるが，生理的には血中カルシウム濃度は常に8.5～10.0 mg/dL に保たれている．このカルシウム濃度の調節を行っているのが，カルシトニンとPTHである．カルシトニンはカルシウムを骨に吸着させ血中カルシウム濃度を低下させる．一方，PTHは骨からのカルシウム遊離を促進し，腎の遠位尿細管からのカルシウム再吸収を促し血中カルシウム濃度を上昇させる作用をもつ．さらに，PTHは腎臓においてビタミンDの活性化を促進し腸管からのカルシウム吸収を高め，血中カルシウム濃度を上昇させる．PTHは血中リン濃度にも影響し，骨からのリン放出を促進し，腸管でのリン吸収を高めるが，ほとんどのリンは尿中に排泄される．PTHが腎臓におけるリンの再吸収を抑制するためである．

11 内分泌系
4. 副腎

(1) 副腎

　左右腎臓の上方にある副腎は重さ5〜10gの血管に富む内分泌腺である．副腎皮質は多彩なホルモンを分泌するが，組織学的にはそれぞれのホルモンを分泌する細胞が決まっていて，副腎皮質の外側から，球状帯，束状帯，網状帯と細胞集団を形成し，中心部が髄質となっている（図11.4.1）．副腎皮質から分泌されるホルモンは副腎皮質刺激ホルモン（ACTH）とアンジオテンシンⅡにより分泌調節されている．副腎皮質からはACTH刺激により束状帯から糖質コルチコイドと呼ばれるコルチゾール，そして網状帯から性ホルモンであるアンドロゲンが分泌される．また，アンジオテンシンⅡ刺激により，球状帯から電解質コルチコイドと呼ばれるアルドステロンが分泌される．

　副腎髄質は交感神経由来の細胞が分泌腺となっており，カテコールアミン（アドレナリン・ノルアドレナリン）を分泌する．交感神経の作用により分泌が促進される．

(2) 副腎皮質ホルモン

　コルチゾール分泌には日内変動があり，朝は血中濃度が高く，夕方には低くなる．コルチゾールの働きは表11.4.1にまとめた．コルチゾールの作用は直接，間接作用ともに多彩であり，免疫系においては抗炎症作用が強く，炎症を主体とする疾患には治療薬としても使われる．また，血糖上昇作用や水分貯留作用があり，このため糖尿病や高血圧を誘導し，骨においては骨芽細胞の働きを抑制し骨粗鬆症を起こすことが知られている．骨格筋の蛋白異化作用でアミノ酸を作り，筋肉を萎縮させる．コルチゾールの過剰分泌があるとクッシング症候群という特有の症状を呈する疾患になる．クッシング症候群は副腎機能性腫瘍などでコルチゾール過剰になる（この場合ACTH分泌は低下する）場合と下垂体からのACTH過剰分泌によるコルチゾール過剰が起こるクッシング病に分けられる．コルチゾール過剰は満月様顔貌，手足が細く体幹に脂肪が付く中心性肥満，首から肩に脂肪がつく野牛様脂肪沈着，赤ら顔，ニキビ，皮膚線条などがみられ，合併症として高血圧

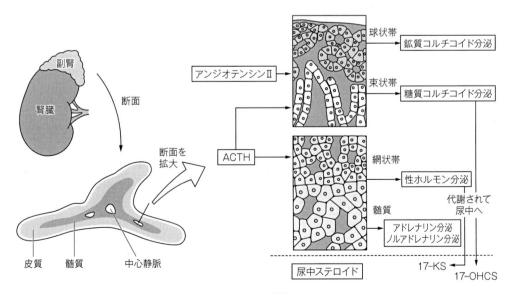

図11.4.1　副腎

表11.4.1 コルチゾールの作用

蛋白代謝	蛋白を分解してアミノ酸にする．骨格筋の萎縮．
脂質代謝	体幹部での脂肪合成促進．
糖質代謝	抗インスリン作用．高血糖になる．
免疫抑制・抗炎症	好中球やリンパ球の働きを抑制．線維芽細胞増殖抑制作用のため創傷治癒の遅延がある．
骨・軟骨	骨基質の形成阻害作用．軟骨の発育阻害．
神経	神経系の興奮増加．
血液	抗アレルギー作用．好酸球減少．リンパ球減少．
循環器	高血圧．動脈硬化の発生．
腎	コルチゾール高値によるアルドステロン作用．ナトリウムと水の吸収促進．カリウム排泄促進．

表11.4.2 カテコールアミンの作用

臓器	アドレナリン受容体	作用
心臓	α_1, β_1	収縮力，心拍数増加
気管支	β_2	気管支拡張
脂肪細胞	β_3	脂肪分解
眼	α_1	瞳孔散大

や糖尿病などが出現する．コルチゾールは代謝されると17-ヒドロキシコルチコステロイド（OHCS）に変化し尿中に排泄される．

副腎皮質網状帯から分泌されるのは性ホルモンである副腎性アンドロゲンであり，デヒドロエピアンドロステロンとアンドロステンジオンは血中に分泌され，体内で男性ホルモンとしてテストステロン，女性ホルモンとしてエストラジオールに変換されて作用している．副腎からのアンドロゲンは男女ともに恥毛と腋毛の発育に必要になる．アンドロゲンの全身的作用は骨格筋の発達と骨形成促進である．クッシング病ではアンドロゲン分泌過剰による多毛も出現する．アンドロゲンは代謝され17-ケトステロイド（KS）に変化し尿中に排泄される．

アルドステロン分泌は体内水分を保持し，血圧を保つために備わるレニン-アンジオテンシン-アルドステロン系（RAA系）により調節されている．嘔吐や下痢などで体内の水分が喪失され，細胞外液と循環血漿量が減少し腎血流が減少すると，腎臓からレニンが分泌される．レニンはアンジオテンシノーゲンをアンジオテンシンIに変換し，肺においてアンジオテンシン変換酵素によりアンジオテンシンIはアンジオテンシンIIに変換され，副腎皮質球状帯に作用しアルドステロンが分泌される．アルドステロンは腎の遠位尿細管，集合管における水分とナトリウム再吸収，カリウム排泄を促進する．水分を血管内に保持し血圧を安定させる．アルドステロン分泌が過剰になる副腎腫瘍では，水分貯留による高血圧症，カリウム排泄促進による低カリウム血症が出現し，原発性アルドステロン症といわれる．

(3) 副腎髄質ホルモン

副腎髄質からはカテコールアミンであるアドレナリン，ノルアドレナリンが分泌されるが，通常わずかしか分泌されない．しかし，交感神経の興奮により，副腎髄質から多量に血中に分泌され，体内の各細胞にあるアドレナリン受容体に結合して作用し，臓器にさまざまな変化をもたらす．アドレナリン受容体はα，β受容体があり，それぞれにサブタイプがある．αとβは逆の働きをすることが多い．

ノルアドレナリンは末梢血管を収縮させて血圧上昇させ，アドレナリンは心拍出量増大，基礎代謝率の増加，気管支拡張，糖新生による血糖上昇，中枢神経興奮作用をもたらす．カテコールアミンの血中半減期は約40秒で，肝臓で代謝される．

11 内分泌系
5. 性ホルモン

(1) 男性ホルモン/女性ホルモン

精巣は精子を生成する生殖器官であるとともに、男性ホルモンを分泌する内分泌器官である。精巣のライディッヒ細胞から分泌されるテストステロンはジヒドロテストステロンに変換されて直接作用し、男性特有の二次性徴の促進、筋肉の増量、精子産生維持などの作用がある。

卵巣は女性ホルモンであるエストロゲンとプロゲステロンを分泌する。黄体から分泌されるプロゲステロンは、体温を上昇させる。

ヒトが発生期にあるとき、胎児精巣よりテストステロンが分泌され、男性となるように誘導される。胎生期の生殖器は中腎系と呼ばれる部分がテストステロンの作用により、ウォルフ管を発達させ、精巣輸出管、精巣上体、精管、精嚢、射精管を形成する。テストステロンの分泌がないと正常女児の生殖器は卵巣になり中腎傍管系のミュラー管は卵管と子宮に変化し、中腎系は退縮する（10.1節参照）。

(2) 精　巣

精巣は精子形成を行い体外に放出する外分泌器官であり、男性ホルモンを分泌する内分泌器官である。精巣のライディッヒ細胞は黄体形成ホルモン（LH）の作用でテストステロン分泌を行い、卵胞刺激ホルモン（FSH）はセルトリ細胞に作用してアンドロゲン結合蛋白質の産生を刺激し、この蛋白質がテストステロンの精細管における濃縮に作用し、テストステロンは精子形成の維持促進に働く（図11.5.1）。テストステロンは男性化を促すホルモンであり、胎生期に精巣からのテストステロンがジヒドロテストステロンに変換され、外生殖器に働くことにより、外性器の形は男性化する。テストステロンは男性では生殖腺の発達、二次性徴の発現（声変わり、髭が濃くなるなど）、精子形成促進、蛋白同化作用（筋肉量の増大）と成長促進をもたらす。

(3) 卵　巣

卵巣は子宮の左右にある重さ約7gの生殖器である。卵子を形成し、女性ホルモンを生産分泌している。

エストロゲンは卵巣から分泌され、女性化を促すホルモンである。女性は年齢によってエストロ

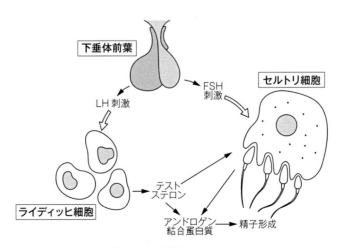

図11.5.1 精巣のホルモン

表11.5.1 子宮・膣に対するエストロゲンとプロゲステロンの作用比較

	エストロゲン	プロゲステロン
子宮内膜	増殖，肥厚	分泌期の変化
子宮筋	緊張	弛緩
子宮頸管粘液	量，牽糸性が増加し粘稠性が低下する	量，牽糸性が低下し粘稠性が増加する
膣粘膜	角化促進，肥厚，グリコーゲン含量増加	剝脱促進

ゲン分泌量が変化する．エストロゲンは8〜9歳くらいから分泌開始されるが，その作用は乳房成長促進，女性の二次性徴による身体的変化をもたらす．妊娠可能年齢の女性では，エストロゲンの子宮内膜増殖促進により受精卵着床の準備を進める作用や血中コレステロールを低下させる作用がある．中年以降の女性においてエストロゲン分泌が低下してくると，更年期障害といわれる顔のほてりや発汗，イライラ感などの症状を呈するようになる．

プロゲステロンは卵巣の黄体や卵胞，妊娠時の胎盤から分泌される．基礎体温上昇，子宮内膜増殖抑制，エストロゲンの作用によって肥厚した子宮内膜に受精卵着床の準備をさせるホルモンである．妊娠時，プロゲステロンはエストロゲンとともに下垂体のFSH，LHの分泌を抑制し，排卵抑制し，妊娠を維持するように働く．

（4）卵巣周期

これらの卵巣ホルモンは月経周期により分泌量が変化し，また，卵巣ホルモンの分泌は下垂体前葉から分泌されるFSHとLHにより調節されていて卵巣周期に関与している（図11.5.2）．体内のホルモン濃度調節は，主に負のフィードバックによって行われるが，卵巣からの排卵時に起こるホルモン濃度調節は異なり，排卵前にLH分泌が亢進し卵巣からのエストロゲン分泌が刺激され，さらにエストロゲンがLH分泌を刺激するという正のフィードバックが起こる．これをLHサージという．排卵後はLH分泌はもとに戻る．プロゲステロン分泌は，受精卵が子宮内膜に着床すると黄体からの分泌が続くが，妊娠の成立がないと黄体は退化しプロゲステロン分泌は低下する．

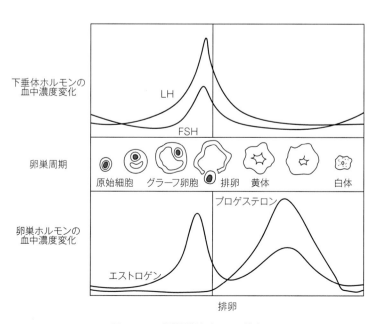

図11.5.2 卵巣周期とホルモン濃度

11 内分泌系

6. 膵島・その他のホルモン

(1) 内分泌腺としての膵臓

膵臓は消化酵素を含む膵液を消化管に分泌する外分泌腺であると同時に，膵臓の中に散らばる膵島（ランゲルハンス島）からホルモンを分泌する内分泌腺でもある．膵臓を構成する膵細胞は99％が外分泌に関与し，わずか1％の膵島細胞が内分泌作用をもっている．

膵島は単一の細胞から構成されるわけではなく，α細胞からグルカゴン，β細胞からインスリン，δ細胞からソマトスタチン，PP細胞から膵ポリペプチドが分泌される．いわばこれらの細胞の集合体が膵島である．

(2) ランゲルハンス島から分泌されるホルモン

a．インスリン

β細胞から分泌されるインスリンは，血中グルコース濃度によって分泌調節されている．グルカゴンやグルカゴン様ペプチド1はグルコースによるインスリン分泌を促進する作用がある．インスリンの作用はエネルギーの貯蔵であり，細胞へのグルコース取り込みを刺激し，肝臓や筋肉ではグリコーゲンとして蓄えられる．また，脂肪合成促進作用があり，脂肪酸をトリグリセリドとして貯蔵する．アミノ酸の細胞内に取り込みを促進し，蛋白質として貯蔵する．インスリンは血中のグルコースを細胞内に移動させる作用をもち血糖値を低下させる．

b．グルカゴン

α細胞から分泌されるグルカゴンはインスリンと反対の作用をもち，エネルギーを動員する作用がある．肝臓におけるグリコーゲン分解とアミノ酸からの糖新生を促進し，脂肪組織における脂肪分解と脂肪酸放出を刺激し，肝臓での脂肪酸分解がケト酸を血中に増やす．グルカゴンは血糖値上

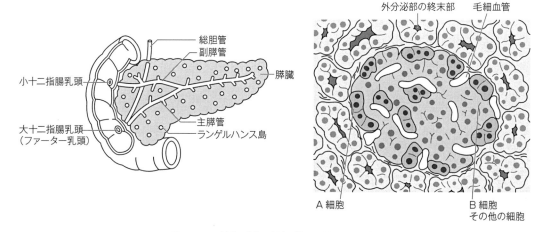

図11.6.1　(左)膵臓，(右)膵ランゲルハンス島
膵外分泌細胞の中に内分泌細胞の集団が存在する．(野上晴雄編著『新組織学　第5版』(日本医療新報社，2011)をもとに改変)

表11.6.1　ランゲルハンス島の細胞とホルモン

	ランゲルハンス島からのホルモン	作用
α細胞	グルカゴン	血糖値上昇，グリコーゲン分解促進，脂肪分解促進
β細胞	インスリン	血糖値低下，グリコーゲン合成促進，脂肪合成促進，蛋白合成促進
δ細胞	ソマトスタチン	膵島内で傍分泌し，グルカゴン，インスリン分泌抑制

表 11.6.2　消化管ホルモンの分泌細胞と作用

消化管ホルモン	分泌細胞	作用
ガストリン	胃の幽門と十二指腸の G 細胞	胃の壁細胞からの胃酸分泌促進
コレシストキニン	十二指腸・空腸の I 細胞	胆囊の収縮，膵酵素分泌促進
セクレチン	小腸の S 細胞	膵液分泌促進，胃酸分泌抑制
ソマトスタチン	胃腸・膵島の D 細胞，視床下部	ガストリン，セクレチンなどの分泌抑制
GIP	十二指腸・空腸の K 細胞	インスリン分泌増加
GLP-1	小腸の L 細胞	インスリン分泌増加

GIP：グルコース依存性インスリン分泌刺激ポリペプチド
GLP-1：グルカゴン様ペプチド-1

昇と血中脂肪酸，ケト酸上昇の作用がある．

c．ソマトスタチン

δ細胞から分泌されるソマトスタチンは膵島内において傍分泌され，αおよびβ細胞に作用し，グルカゴン，インスリンの分泌抑制を行う．さらに，血中に入り，胃液，胃酸の分泌を抑制する．

(3) インスリン・グルカゴンと糖尿病

インスリンはさまざまな細胞にあるインスリン受容体と結合して，グルコースを細胞内に入れる働きをする．インスリンの欠如，または作用不足は，血糖値の上昇をもたらし，糖尿病を発症させることになる．グルカゴンがインスリンと反対の作用をするので，糖尿病がインスリンの作用不足だけでなくグルカゴンの過剰分泌を合併して発病してくることが指摘されている．

膵β細胞に対する自己免疫が原因でβ細胞が破壊されインスリン欠乏になると，I 型糖尿病となる．また，肥満や遊離脂肪酸などによるインスリン作用不足は II 型糖尿病となる．

糖尿病は血中のブドウ糖濃度が上昇し，細胞に対する糖毒性により，神経や血管が侵され糖尿病合併症を起こす．糖尿病 3 大合併症は微小血管障害である網膜症，腎症，そして神経症である．糖尿病は高血圧，高脂血症とともに動脈硬化の危険因子であり，動脈硬化に起因する大血管障害として脳卒中，心筋梗塞を起こす．

(4) その他のホルモン

a．消化管ホルモン

消化管ホルモンは 20 種類以上が同定されている．胃や腸からホルモンが分泌されるが，特定の分泌腺を形成せず消化管壁に分泌細胞が存在し，基底膜側毛細血管にホルモンを分泌する．

b．腎臓のホルモン

レニン，エリスロポエチン，カリクレイン，プロスタグランジンを分泌する．レニンは腎血流低下を感知すると分泌され，RAA 系を賦活して血圧を上昇させる．カリクレインは血管拡張，プロスタグランジンはナトリウム排泄促進による降圧作用がある．エリスロポエチンは骨髄における赤血球系造血前駆細胞の増殖・分化促進作用がある造血因子である．

c．心臓のホルモン

心房性利尿ペプチド（ANP），ヒト脳性利尿ペプチド（BNP）はそれぞれ心房，心室から分泌され，腎におけるナトリウム再吸収を抑制し利尿効果をもたらし，血管平滑筋を弛緩させ血管拡張させ，血圧を低下させる．ANP は体液量増加，血圧上昇により心房が拡張すると分泌が亢進する．BNP は心不全患者において多量に分泌される．

【桑原敦志】

12 神経系

1. 神経系のしくみ

(1) 全体の位置・形態

神経系は中枢神経と末梢神経に分けられる（表12.1.1，図12.1.1）．

中枢神経は脳と脊髄からなり，脳は頭蓋骨内，脊髄は脳下部から足側へ伸び，脊柱管（脊柱を形成する椎骨の椎孔の連なりでできる管状の腔）内にある．脳は大脳，間脳，中脳，橋，延髄，小脳から構成され，脊髄はその高さにより頸髄，胸髄，腰髄，仙髄，尾髄に分類されている．

末梢神経には，体性神経と自律神経がある．体性神経は中枢神経（脳，脊髄）から出る神経の枝で，運動神経と感覚神経があり，骨格系などの随意運動機能（自分の意思で動かす）や，皮膚，視覚，聴覚などの感覚機能を司っている．この神経の枝は，脳神経として左右12対，頸神経として8対，胸神経として12対，腰神経として5対，仙骨神経として5対，そして尾骨神経として1対ある．末梢神経で，脳から出てくる神経の枝を「脳神経」（12対）と呼ぶが，脳神経は末梢神経であり，中枢神経ではない．名称が紛らわしいので注意する．また，頸髄は第1頸髄，第2頸髄，…，第7頸髄と，全部で7分節から成り立っているが，頸髄から出る頸神経（末梢神経）だけは1つ多く，8対存在するので注意する．胸神経，腰神経，仙骨神経，尾骨神経は髄節と同じ数である．一方，自律神経は内臓系の運動・感覚機能を司っており，心拍数，体温，血圧，腸管運動などを調節し，自分の意思では動かせない．この自律神経には交感神経と副交感神経があり，双方のバランスで機能が調整されている．運動時など，興奮しているときに主に働いているのが交感神経で，食事や睡眠時など，ゆったりとしているときに主に働いているのが副交感神経である．

(2) 神経系疾患の考え方

神経系疾患をみるとき，大きく中枢性，末梢性，筋性，神経筋接合部性の4つに分けて考えるとよい．図12.1.2に示すのは主に運動神経系の疾患で，上位運動ニューロン障害というのは中枢性障害，下位運動ニューロン障害というのは末梢性障害を指す．神経系疾患を考えるときは，4つのどの部分の病気か考えれば，病態を理解，整理しやすくなる．例えば体が動かない場合，中枢神経の障害，末梢神経の障害，筋肉の障害，そして神経筋接合部の障害いずれの障害でも体は動かない．中枢性は脳と脊髄の障害を指し，脳血管障害（脳梗塞，脳出血など）や脳腫瘍などがある．末梢性は末梢神経の障害を指し，代謝異常（糖尿病やビタミンB_1欠乏による脚気など）による多発性末梢神経障害（広い範囲で末梢神経が障害される病態）や外傷・圧迫（変形性脊椎症や手根管症候群など）などで生じる．筋性は筋肉の障害を指し，筋ジストロフィーなどのミオパチー（筋肉の疾患の総称）がある．そして，神経筋接合部性は末梢神経と筋肉のつなぎ目の障害を指し，重症筋無力症などがある．

表12.1.1 神経系の分類

```
1. 中枢神経
    a. 脳
        大脳（終脳と呼ばれるときもある）
        間脳
        中脳  ┐
        橋    ├脳幹
        延髄  ┘
        小脳
    b. 脊髄
2. 末梢神経
    a. 体性神経
        脳神経    12対
        頸神経     8対    前根…前根神経：
        胸神経    12対            運動性-遠心性神経
        腰神経     5対    後根…後根神経：
        仙髄神経   5対            感覚性-求心性神経
        尾骨神経   1対
    b. 自律神経-遠心性神経
        交感神経…胸髄，腰髄
        副交感神経…脳（迷走神経），仙髄
```

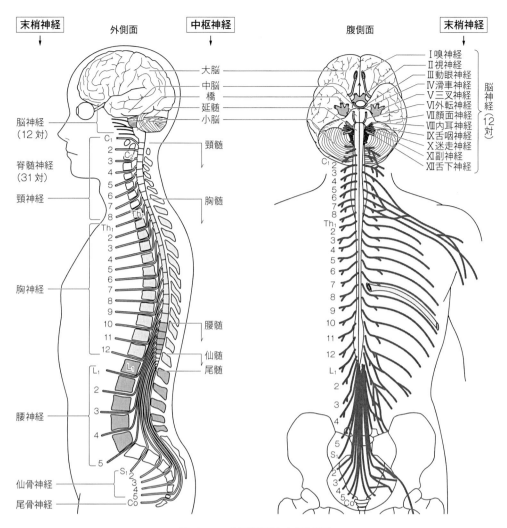

図 12.1.1　中枢神経系と末梢神経系

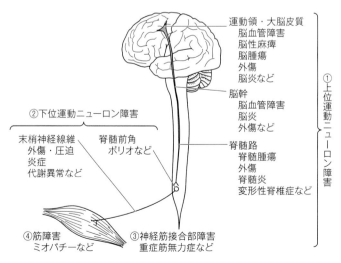

図 12.1.2　神経系疾患の考え方

12 神経系

2. 大　脳

(1) 区　分

ここではまず，脳（脊髄以外の中枢神経）の区分をみる（図12.2.1）．一番頭側（上側）にあって皺のある，大きな部分が終脳であり，一般的には大脳と呼ぶ．以下，脊髄とのつなぎ目として，大脳下面に近い部分に間脳，以下順に中脳，橋，延髄と続き，脊髄につながる．広義に間脳を含めた間脳，中脳，橋，延髄を脳幹と呼び，中脳，橋，延髄の背側（後側）に小脳がある．

大脳は，前頭葉，頭頂葉，後頭葉，側頭葉に区分される（図12.2.2）．大脳の腹側（前側）が前頭葉，背側（後側）が後頭葉，頭頂側（上側）が頭頂葉，そして両外側が側頭葉である．その境界はおおよそ，前頭葉と頭頂葉については中心溝，頭頂葉と後頭葉については頭頂後頭溝，そして側頭葉については外側溝（シルビウス裂）である．

(2) 構造と働き

大脳は表面に多くの皺があり，大脳表面側に（大脳）皮質（成人大脳では厚さ約1.5〜4.0 mm），内側に（大脳）髄質がある．皮質にはたくさんの細胞が存在し，組織学的構造上，灰白質という．

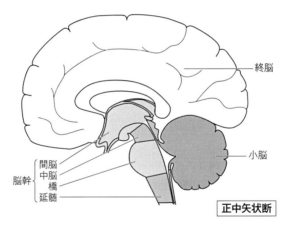

図12.2.1　脳の区分

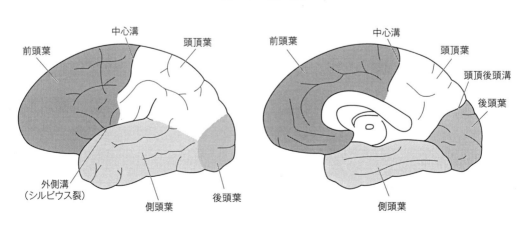

図12.2.2　大脳の区分

一方，髄質は神経線維がたくさんあり，組織学的構造上，白質という．肉眼的に灰白質と白質は色が違い，灰白質はやや灰色がかっており，一方白質は白い．両者の境界は肉眼的にも比較的明瞭である．また，髄質の深部には基底核という塊があり，組織学的構造上は灰白質である．

前頭葉は判断，計算などの論理的思考，行動や計画などの立案，そして情動の制御などに関わる働きがある．側頭葉は聴覚や視覚情報の統合や，記憶などに関わる働きがある．頭頂葉は感覚情報の統合や，空間などの把握・分析に関わる働きがある．後頭葉は視覚に関する働きをする部分が多い（図12.2.3）．

大脳皮質には高次脳機能といって，人間がもつ高度な機能を有している．部位によって機能が異なっており，その部位が障害を受けると，他部位でその機能を補うことは基本的にはできない．左右の大脳半球には優位脳と劣位脳があり，利き手と反対側の大脳半球が優位脳であることが多いとされている．つまり，左脳が優位脳である人がほとんどである（左利きでも左脳が優位脳であることがある）．優位脳には主要な言語中枢があり，優位半球前頭葉にブローカ野，優位半球側頭葉にウェルニッケ野がある．

(3) 老化・主要な病気との関係

高齢者の疾患として近年増加，注目されているのが認知症である．一番多い認知症はアルツハイマー病だが，アルツハイマー病は側頭葉，頭頂葉の障害が比較的強い．したがって，同部の機能障害が強く症状として現れるので，一番目立つのは記憶障害であるが，それだけでなく，空間を把握する能力が劣る人も多い．その他に，前頭側頭葉変性症（以前はピック病と呼ばれていた）は側頭葉，前頭葉の障害が比較的強い．したがって，同部の機能障害が強く症状として現れるので，記憶障害だけでなく，性格変化や社交性の障害もみられる．また，近年，幻覚症状の目立つ認知症として注目されるレビー小体病だが，側頭葉，頭頂葉に加え，後頭葉の障害が比較的強い．以上は皮質性認知症と呼ばれるものであるが，脳血管障害（脳梗塞，脳出血など）などによる認知症は皮質下性認知症と呼ばれ，皮質性認知症に比較すると，自分が認知症であることを自覚している人が多い．

優位脳の脳血管障害では，同部位にブローカ野やウェルニッケ野があるため，失語症という言語障害が発生する．つまり，失語症を起こす人のほとんどは右半身麻痺である．言語障害には失語症と構音障害の2種類がある．失語症はブローカ野やウェルニッケ野の障害で言語機能を失うのに対して，構音障害は脳の中の言語機能は正常で，しゃべる能力の障害のためコミュニケーション障害という違いがあるので，知っておく必要がある．

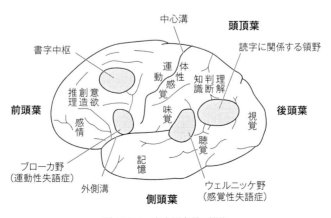

図12.2.3　左大脳皮質の機能

12 神経系
3. 脳幹・小脳

(1) 脳幹の構造と働き

脳幹は大脳と脊髄のつなぎ目の組織で，広義には間脳を含めた間脳，中脳，橋，延髄から構成され，狭義には解剖学的な視点から，間脳を除いた，中脳，橋，延髄から構成されたものをいう（図 12.3.1）．本節では間脳を含めた広義の脳幹について述べる．脳幹は人間が生きていくうえで大切な働きをしている．

a. 間 脳

間脳は，視床，視床下部，下垂体で構成されている．視床は間脳上部に位置する神経核の集合体で多彩な機能を有する．主な機能は嗅覚以外の視覚，聴覚，体性感覚の大脳皮質への情報伝達である．その他，随意運動調整などの運動機能や，注意・記憶・情動などの高次脳機能に関与するため，視床障害は臨床的に多彩な症状を示す（12.4 節）．視床下部は自律神経の中枢であり，後述の下垂体にも関与し，内分泌系の調整も行っている．下垂体は脳底面から脳の一部がぶら下がっているようにみえる組織で，内分泌系調整の中枢である．

b. 中 脳

中脳の水平断面は小さなハート形をしており，腹側（前側）左右に大脳脚があり，主な神経線維が通っている．また，基底核の黒質がある．眼球運動や瞳孔反射に関する中枢である．

c. 橋

橋の矢状断面（縦切りで真横からみた断面）では，腹側（前側）が膨らんでいる．排尿中枢の一つがここにある．また，脳神経核の顔面神経核や聴神経核がある．

d. 延 髄

延髄は球とも呼ばれる．呼吸，循環，体温調節，嚥下などの大切な働きを有している．また，延髄では多くの神経線維が左右入れ替わり，同部位を錐体交差という．

(2) 小脳の構造と働き

小脳（図 12.3.2）は約 130 g の中枢神経組織である．橋の背側（後側）にあり，外観はまるで大脳とは分離しており，まさに小さな脳がくっついているかのようにみえる．運動の調整にかかわ

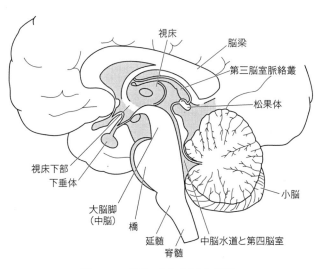

図 12.3.1　脳幹の区分（正中矢状断）

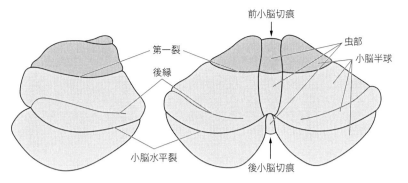

図 12.3.2 小脳

る．例えば，体の動きや発語をスムーズにするとか，手足や体のバランス，筋緊張の調整に関与する．小脳の正中部分を小脳虫部といい，主に体のバランスに関与する．一方，小脳の両外側部分を小脳半球といい，主に四肢のスムーズな動きに関与する．小脳脚で中脳，橋，延髄とつながっており，そのため脳幹の障害が起こると小脳障害のときにみられる症状が同時に出てしまうことがある．

(3) 老化・主要な病気との関係

神経変性疾患といって，徐々に進行する神経系疾患があるが，高齢者に多い病態である．その一つに脊髄小脳変性症があり，その名の通り，脊髄，小脳，脳幹が萎縮する病気だが，そのため，小脳障害の症状である，手足や体のバランス障害，構音障害（言葉が上手にしゃべれない）などがみられ，徐々に進行していく．その他，自律神経症状（便秘，血圧不安定など）や後述のパーキンソン病様の症状が合併する．また，中脳の黒質からドーパミンという物質が出ており，人間の生命活動の調整を行っているが，その障害が非常に目立つ神経変性疾患としてパーキンソン病がある．高齢者に多くみられる神経変性疾患である．振戦（ふるえ），固縮（動きのぎこちなさ），寡動（動きの鈍さ），姿勢反射障害（転びやすさ）などがみられ，徐々に進行していく．

植物状態というのがあるが，これは目は覚まさないものの，呼吸や循環などの人間が生きていくうえで基本となる機能は残っている状態で，脳幹部が生き残っているという病態である．また，延髄には錐体交差があるため，大脳の障害では，障害と反対側の半身麻痺が出現する．（小脳障害は同側の機能障害となる．）延髄の運動核障害を起こすと，嚥下障害（飲み込みが悪い）や構音障害を生じるが，延髄は球とも呼ばれることから，これを球麻痺という．また，延髄自体には障害がないのに，それを支配する大脳側に障害があって球麻痺のような症状をきたすことを，仮性球麻痺という．

12 神経系
4. 脳血管・基底核

(1) 位置・形態

a. 脳血管

　脳への血液は，頸部から4本の動脈が供給している（図12.4.1）．頸部腹側（前側）の左右に内頸動脈が，頸部背側（後側）の左右に椎骨動脈が通っている．頸部腹側（前側）の左右に手を当てると脈が触れるが，それは内頸動脈で，比較的頸部表面に近い部位を通っている．大脳下面で左右それぞれの内頸動脈は大脳腹側（前側）および外側へ枝を伸ばし，それぞれ，前大脳動脈，中大脳動脈となって，大脳腹側（前側），大脳外側に血液を供給する．一方，椎骨動脈は第6頸椎から頭側（上側）に向かって頸椎横突起の横突孔を通って上行する．左右の椎骨動脈は一度合流して脳底動脈となり，延髄，橋の腹側（前側）を通って再度左右に分かれ，後大脳動脈となって大脳背側（後側）に血液を供給する．大脳の腹側（前側）は前大脳動脈領域で，外側は中大脳動脈領域，背側（後側）は後大脳動脈領域になる．

　ところで，左右合わせて計6本の前大脳動脈，中大脳動脈，後大脳動脈は，大脳下面でリングを形成して全血管がつながっている．左右それぞれの後大脳動脈と中大脳動脈の間は後交通動脈でつながっており，左右の前大脳動脈どうしは前交通動脈でつながっている．このリングのことをウィリス動脈輪といい，左右どちらかの血管が詰まったとしても，ある程度他方から血液が流れるようになっている（図12.4.2）．

b. 基底核

　次に基底核だが，随意運動の発現，制御をはじめ，多彩な機能をもつ．図12.4.3に示すように，主要なものとして，大脳には被殻，淡蒼球，尾状核，視床が，間脳には視床下核が，そして中脳には黒質がある．また，被殻と淡蒼球を合わせて，その形態からレンズ核という．尾状核と被殻は同じ性質の細胞からなり，断面が多数の線条を呈することから両方を合わせて線条体という．

(2) 老化・主要な病気との関係

　脳血管障害（脳卒中）には血管が詰まる脳梗塞と，血管が破れる脳出血がある．比較的脳の広い範囲の脳梗塞としては，前大脳動脈の梗塞や中大脳動脈の梗塞，後大脳動脈の梗塞がある．もっと太い動脈の梗塞としては，内頸動脈の梗塞があるが，そのときは前大脳動脈と中大脳動脈の両方の領域の梗塞となる．また，脳出血の場合，基底核の名前を使った病名が多い．脳出血で多いのは，被殻での出血と，視床での出血だが，それぞれ被殻出血，視床出血と呼ぶ．また，視床には感覚に関する大切な機能があるため，視床に障害を起こすと感覚障害が出る（例；視床出血の人が後遺症としてずっと半身痛を抱えることがあり，視床痛という）．参考までに，大脳で脳血管障害を起こした場合，多くの神経線維は延髄で左右入れ替わる（錐体交差）ので，脳血管障害を起こした側と反対側の半身麻痺を起こす．（例；右の被殻出血を起こした場合，左半身の片麻痺を起こす．）また，尾状核と被殻の間と，視床と被殻の間の部分を内包というが，内包は多くの運動神経線維が通るため，内包に障害が及ぶと強い麻痺を起こす．

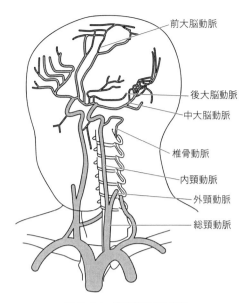

図 12.4.1 脳を灌流する動脈

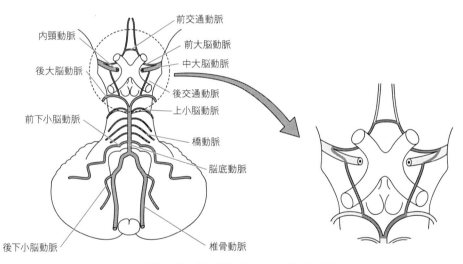

図 12.4.2 椎骨・脳底動脈（左）とウィリス動脈輪（右）

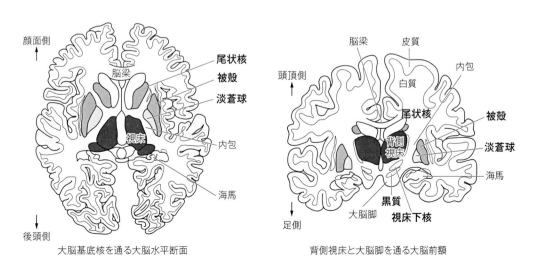

大脳基底核を通る大脳水平断面　　　　背側視床と大脳脚を通る大脳前額

図 12.4.3 脳の基底核

12 神経系
5. 髄膜・髄液・脳室

(1) 構造と働き

脳は髄膜と呼ばれる3層の膜（脳の表面から外側に向かって順に，軟膜，クモ膜，硬膜）で覆われている（図12.5.1）．軟膜は脳の表面に密着している．真ん中のクモ膜は細かな結合組織の線維からなり，隙間に髄液を含んでいる．また，特にクモ膜の内側の空間をクモ膜下腔と呼ぶ．一番外側の硬膜は丈夫な膜であり，頭蓋骨に密着している．

脳はいわば髄液に浮いている状態である．この髄液は無色透明な液体で，一見するとまるで水のようである．1日450〜500 mL作られており，1日で約3回入れ替わっている．髄液は脳室で作られるが，ここで脳室について述べる．図12.5.2に示すように脳室には側脳室という比較的大きな空洞が大脳の左右に1つずつ，視床の間に第三脳室が1つ，そして小脳の前方に第四脳室が1つある．4つの脳室はすべてつながっており（両側の側脳室と第三脳室はモンロー孔（室間孔）で，第三脳室と第四脳室は中脳水道で），その中は髄液で満たされている．髄液は側脳室や第三脳室などにある脈絡叢で作られ，中脳水道を通って第四脳室に行き，左右にあるルシュカ孔と中央にあるマジャンディ孔でクモ膜下腔とつながっている．

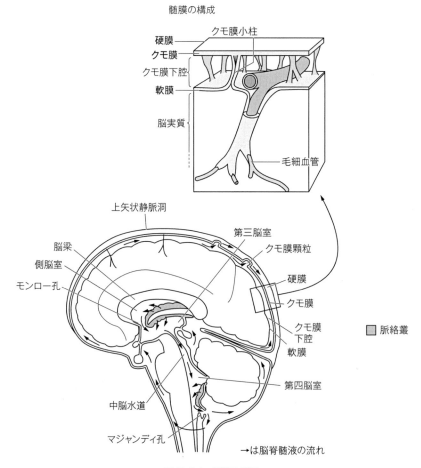

図12.5.1 髄液の循環

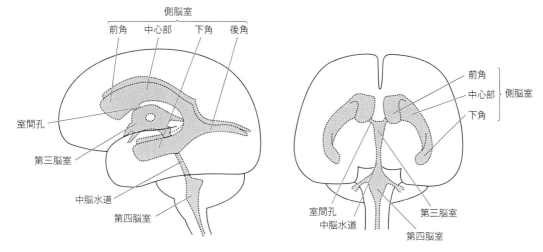

図 12.5.2 脳室（投影図）

(2) 老化・主要な病気との関係

髄膜炎とは髄膜が病的な炎症状態になるもので，頭痛，発熱，悪心嘔吐，意識障害などの症状が出る．生死に関わることもある重篤な疾患である．

髄膜の外内側で出血を起こすことがあり，硬膜の外側で出血を起こした場合は硬膜外出血，硬膜の内側で出血を起こした場合は硬膜下出血あるいは硬膜下血腫という．特に硬膜下血腫は頭を打ってから数か月して出現する場合があり，はじめに出る症状が認知症のことも少なくないため，頭部打撲後の認知症発症には気をつけなければならない．硬膜下血腫による認知症は手術で治せる疾患なので知っておく必要がある．

髄液の産生・循環・吸収などいずれかの障害で髄液が頭蓋腔内にたまり，脳室が大きくなる病気があり，水頭症という．頭部 CT や MRI で拡大している様子がうかがえる．特に髄液圧が高まらずに発症するものを正常圧水頭症というが，3 大症状は認知症，歩行障害，尿失禁であり，いずれも多くの高齢者が有している症状である．手術で治すことのできるものなので知っておく必要がある．

【田中聡一】

12 神経系
6. 脊髄

(1) 構造

　胎生期初期（約3週齢）に，胚子の背側正中部の外胚葉（神経板）が内部に落ち込んで神経管と神経堤となり，神経管は発達して脳と脊髄に，神経堤の一部は自律神経系へと発達する．神経管が完全にできるには葉酸が必要で，不足すると神経細胞が飛び出した二分脊椎や無脳児になる．

　脊髄は脊柱（椎骨）の内部を貫く，管髄膜で包まれた，白色の細長い円柱状の神経索で，脳幹最下部（延髄）から出発し，第2腰椎の高さで円錐状（脊髄円錐）に細くなって終わる（図12.6.1）．

　脊髄を横断面でみると，中央部は主として神経細胞（ニューロン）からなる灰白質で，蝶が羽を開いたような形をしている．周縁部は神経線維からなる白質となっている．この構造は大脳と逆である．脊髄中央部の中心には，神経管内腔の名残の細い中心管がある（図12.6.2）．

　成人の脊髄は長さ約40 cm，太さ約1 cm，重さ約20 gで，脊髄の成長は脊柱の成長より早く終了するため，脊柱の長さより短い．

　脳脊髄液検査で髄液を採取したり，局所麻酔薬や造影剤を注入したりするときの腰椎穿刺は，第2・第3腰椎間より下に行うので，脊髄が傷つくことはない．

(2) 脊髄の伝導路

　白質は上下方向を走る有髄神経線維からなり，前方の前索，側方の側索，後方の後索に分けられ，神経回路を作る．

　脊髄の伝導路には上行性（知覚系および求心性），下行性（運動系および遠心性）伝導路，連合伝導路および脊髄反射路がある．

　上行性伝導路には，脊髄視床路，後索，脊髄小脳路，内側毛帯，聴覚伝導路，脊髄視蓋路，内側縦束，視覚伝導路などがあり，末梢の皮膚や筋からの知覚刺激を受け，上位中枢（視床，小脳）に伝える．脊髄では多くの場合，2つ以上のニュ

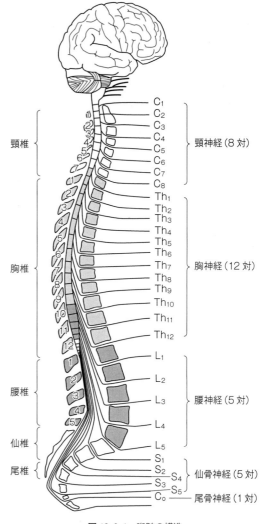

図12.6.1　脊髄の構造

ーロンが関与している．

　下行性伝導路は，大脳からの指令を骨格筋に伝えるが，随意運動と不随意運動を調節する2種類の経路に分けられる．

　連合伝導路は上行性と下行性の神経線維が混在し，脊髄各部を互いに連絡する．

(3) 脊髄反射

　脊髄は刺激の伝導路であるとともに，脊髄反射の中枢という重要な機能があり，その働きによ

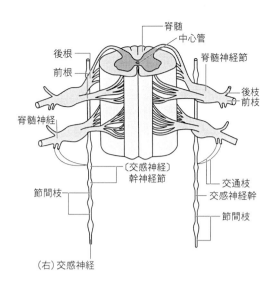

図 12.6.2 脊髄の横断面
①前方へ突出した部分（前角）は，主として骨格筋を支配する運動ニューロンからなり，神経線維が集まって前根となり，脊髄神経を作る．
②後方は体性感覚ニューロンが集まっている部分で，後根として脊髄に入る感覚神経線維を受けている．つまり，大脳皮質と同様に，脊髄の前方は出力系（遠心性），後方は入力系（求心性）で，このパターンをベル・マジャンディの法則という．
③胸髄では中間質が突出し，側角と呼ばれる．側角には交感神経性の自律神経細胞が集合し，その神経線維は前根に合流して出る．
④前根と後根は，脊髄の両外側で合流した後，1本の脊髄神経となって椎間孔を出るが，後根は椎間孔内で脊髄神経節を作る．

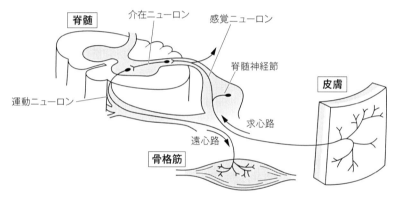

図 12.6.3 脊髄反射の機序
①脊髄における運動反射は，大脳による指令を介さないので，意識することなく発現する．
②運動反射は原始的な運動で，そのパターンは部位ごとに決まっている．

り一定の姿勢が保たれ，危険からの回避・逃避ができる．典型例としては，熱いものに触れると無意識のうちに手を引っ込めるといった，骨格筋の運動反射があげられる．その他にも，随意筋に関係するものとして，腹壁反射，膝蓋腱反射，アキレス腱反射，足底反射などがあり，内臓や血管運動に関連する自律反射もある．

脊髄反射は，強い刺激が後角の感覚ニューロンに伝えられた場合，介在ニューロンを介して前角の運動ニューロンに刺激を伝える反射弓（路）が機能して生じる骨格筋運動である．四肢の皮膚を刺激すると屈筋が収縮して四肢を遠ざけようとする屈曲反射や，大腿四頭筋の腱をたたくと大腿四頭筋が収縮して下肢が動く膝蓋腱反射などがある（図 12.6.3）．

12 神経系
7. 末梢神経系

(1) 末梢神経系の分類
末梢神経系は，ほとんどが神経線維で構成され，以下のように分類される．
解剖学的分類（12.1 節参照）
- 脊髄神経：脊髄より出る 31 対の神経
- 脳神経： 脳幹より出る 12 対の神経

機能的分類
- 体性神経系：運動（運動神経），感覚（感覚神経）など，意識とも関連する
- 自律神経系：呼吸，循環などに関係し，意志とは無関係（交感神経と副交感神経）

(2) 脊髄神経
　左右 31 対の脊髄神経は，頸神経 8 対（C_1〜C_8：頸や腕の運動，感覚），胸神経 12 対（T_1〜T_{12}：胸部，腹部），腰神経 5 対（L_1〜L_5：主に足の表側），仙骨神経 5 対（S_1〜S_5：主に足の裏側，その他），尾骨神経 1 対（C_0：会陰部の感覚）に分けられる．

　解剖学的には，頸神経は同番号の頸椎骨の上，胸神経以下は同番号の脊椎骨の下を通る．しかし，頸椎骨の下からも神経が 1 本出ているので，頸椎骨は 7 個であるが，頸神経は 8 対となる（図 12.6.1 参照）．

　C_1 を除く脊髄神経は，それぞれ皮膚の特定の部位からの感覚情報を受容する．これを皮膚分節という．脊髄神経は，枝分かれしながら各所に伝わっているため，内臓に異常があるとそこに分布する感覚神経が同時に刺激され，同じ高さに入る皮膚の痛覚を伝える感覚神経の刺激として脊髄が誤認し，その分布する皮膚領域の痛みとして感じてしまう．これが関連痛で，代表的なものに，虚血性心疾患（狭心症，心筋梗塞）が胸部，特に上腕部や肩の痛みと誤認知されることがあげられる．

(3) 脳神経
　間脳および脳幹（中脳・橋・延髄）から出る

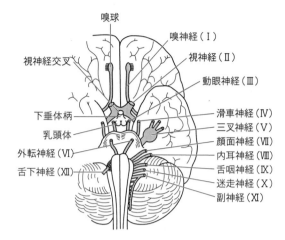

図 12.7.1　脳神経の出発点
①嗅神経（Ⅰ）：視床を経由せず，直接，嗅覚中枢である辺縁系の扁桃体へ向かう．
②視神経（Ⅱ）：網膜から視覚情報を伝える．
③動眼神経（Ⅲ）：眼球を上，下，内側に動かす．
④滑車神経（Ⅳ）：眼球を斜め下方に動かす．
⑤三叉神経（Ⅴ）：上，中，下の 3 本に分かれて顔面に分布し，顔の運動や知覚，咀嚼などを司る．
⑥外転神経（Ⅵ）：眼球を外側に動かす．
⑦顔面神経（Ⅶ）：顔，額，舌，咽頭などに分布し，咽頭反射による嘔吐運動の中枢である．
⑧内耳神経（Ⅷ）：内耳の蝸牛から聴覚情報を伝える．
⑨舌咽神経（Ⅸ）：舌や咽頭に分布し，味覚，嚥下運動を司る．
⑩迷走神経（Ⅹ）：頭部ではなく下方に向かい，内臓機能を調節する．脊柱管内を通過しない．
⑪副神経（Ⅺ）：頸部の運動を司る．
⑫舌下神経（Ⅻ）：舌の運動を司る．

表 12.7.1　交感神経系と副交感神経系による身体活動の二重支配

臓器	交感神経系	副交感神経系
瞳孔	散大	縮小
立毛筋	収縮	弛緩
腺分泌（涙・唾液・消化液）	減少	増加
心臓	促進	抑制
気管支	拡張	収縮
血管（皮膚）	収縮	拡張
血管（筋・冠動脈）	拡張	収縮
消化器	弛緩	収縮
代謝	促進	抑制
糖代謝	グリコーゲン→ブドウ糖	ブドウ糖→グリコーゲン

末梢神経を脳神経といい，前方から順にⅠからⅫまで番号がつけられている．第Ⅹ神経は胸・

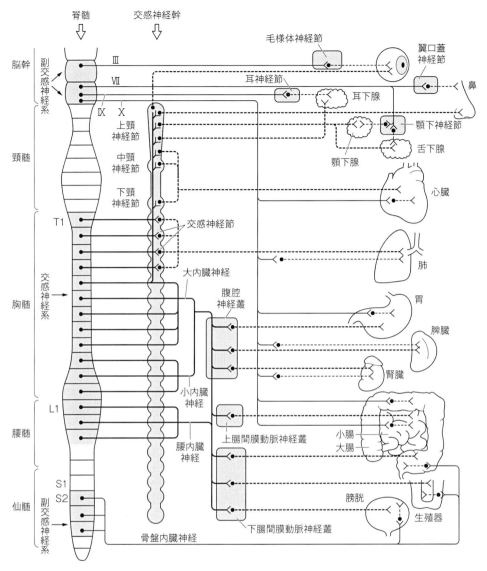

図 12.7.2 交感神経と副交感神経による内臓機能の二重支配
① 交感神経および副交感神経ともに中枢から神経節までは有髄線維をもつ節前ニューロンで，神経節でニューロンを換えて，末梢の効果器までは無髄線維をもつ節後ニューロンとなる．
② 神経節の神経伝達物質は，交感神経および副交感神経ともにアセチルコリン（受容体はニコチン型）である．
③ 節後ニューロン終末から遊離される伝達物質は，交感神経ではノルアドレナリン，副交感神経ではアセチルコリン（受容体はムスカリン型）である．

腹部に分布するが，残りの 11 対は頭部に分布する（図 12.7.1）．

（4）自律神経系

自律神経系は，交感神経と副交感神経からなり，前者は胸髄および腰髄の側柱から発し，後者は中脳，橋，延髄の脳神経核および仙髄側柱から発する（図 12.7.2）．

身体活動に対しては，交感神経系はエネルギー源を使って身体活動を高めるように働き，副交感神経系は逆に，エネルギー源を蓄えるため休息するように働き，両神経系は相反する二重支配を行っている（表 12.7.1）．交感神経系は循環・呼吸器系に，副交感神経系は消化器系に対する刺激作用が顕著であるため，神経節刺激薬（ニコチンなど）を投与すると，循環器系や呼吸器系では交感神経の興奮症状が，消化器系では副交感神経の興奮症状が現れる．

12 神経系

8. 脊髄・末梢神経系の病気

(1) 脊髄の病気・障害

a. 脊髄小脳変性症
脊髄・小脳に病変がある原因不明の病気で，運動機能に障害が現れる．遺伝性の脊髄小脳変性症はフリードリッヒ失調症と呼ばれる．

b. 筋萎縮性側索硬化症（ALS）
錐体路と脊髄前角の運動ニューロンが退行変性する病気で，中年過ぎの男性に起こりやすい．一般的に下肢から筋無力が始まり，次第に全身に筋無力・萎縮が進行するが，顔面の筋力は最後まで残るのが特徴である．

脊髄性進行性筋萎縮症（クーゲルベルグ・ヴェランダー病など）は，脊髄前角の下位運動ニューロンの退行変性で生じ，下肢の筋萎縮と運動麻痺が顕著である．ウェルドニッヒ・ホフマン病も，脊髄前角の下位運動ニューロンの退行変性で，乳幼児期に発症する．

いずれの疾患とも感覚や自律神経系機能はほぼ正常状態が保たれる．

c. 多発性硬化症
中枢神経系において軸索の髄鞘が進行的に脱落していく疾患の一つで，脳，脊髄，視神経などに病変が起こり，さまざまな神経症状が再発と寛解（一時的な症状の緩和）を繰り返す難病である．

原因としてさまざまな説が唱えられているが，遺伝，自己免疫，ウイルス感染などの可能性が高い．

d. 急性灰白髄炎（ポリオ）
ウイルス性感染症で小児に起こりやすく，脊髄前角の運動ニューロンに障害・壊死が生じ，支配される上肢あるいは下肢の骨格筋に麻痺・萎縮を起こす．

e. 破傷風
破傷風菌が産生する神経毒（テタヌスパスミン）が脳や脊髄の運動抑制ニューロンに作用して生じる病気で，重症の場合は背中の筋肉が硬直して全身が弓なりに反る強直性痙攣（引きつけ）が現れ，最悪の場合は死に至る．

f. ブラウン・セカール症候群
脳と末梢とを結ぶ伝導路の多くは，脊髄内または延髄で交差しているので，情報が反対側へ伝えられる．

一方，脊髄内では，運動司令は同側を下行し，深部感覚も同側を上行するが，温度覚と痛覚は脊髄内ですぐに対側の伝導路に移って脊髄内を上行する．そのため，事故などで脊髄の半側が障害されると，障害部位より遠位側では，同側で運動麻痺と深部感覚麻痺が，反対側で温度覚・痛覚麻痺が生じる．

g. 脊髄切断・損傷
椎骨の骨折などが原因で脊髄が損傷を受けると，脳との連絡ができなくなる．そのため，損傷部位より下位では，随意運動や感覚の麻痺・異常，運動反射の異常や消失が現れる．これを脊髄性ショックという．

胸髄と腰髄から交感神経がでているので，胸髄より上位の脊髄損傷では血管の拡張による血圧低下や発汗異常が起こる．脊髄の末端に近い仙髄からは副交感神経が出ており，脊髄がどの部位で損傷されても，大小便の失禁・尿閉，生殖障害が生じる．

h. 腰椎分離・すべり症
椎間関節の椎弓部分で椎骨の連続性が断たれ，椎体と椎弓が離れてしまった状態を「腰椎分離症」という．分離症のなかで，椎体が前方にずれてくるものを「分離すべり症」，椎間板の老化に伴う不安定化が原因でずれたものを「変性すべり症」と呼ぶ．

分離すべり症を繰り返すと慢性的な腰痛と下肢痛を起こすことが多く，重症化すると，歩行によって下肢痛やしびれ感が出現し，会陰部のしびれ感や排尿・排便障害も生じる．

原因は先天性のものと後天性のものがある．後天性の多くは，子どものころにスポーツなどで繰

り返し負荷がかかることによる疲労骨折を起こしたことが考えられている．

i．脊柱管狭窄症

腰椎部分で脊柱管変性や椎骨のずれで脊柱管が狭くなり，脊髄が圧迫される病気である．特徴的な症状は間欠性跛行で，歩行時間が長くなると脚が痛くなったり，しびれたりして歩けなくなる．加齢変化が主な原因である．

j．椎間板ヘルニア

椎骨間のクッションの役割をする椎間板の突出による脊髄圧迫で，下肢の運動・感覚麻痺，腰痛が生じる（図12.8.1）．中年以降の慢性的腰痛を抱える人の約1/3は，腰椎骨折や椎間板ヘルニアであるとされる．

k．その他

脊髄空洞症では，下部頸髄から上部胸髄にかけて脊髄の灰白質に空洞ができる．代表的な疾患は亜急性連合性脊髄変性症で，ビタミンB_{12}不足で末梢・中枢神経に変性をきたすもので，悪性貧血に併発することがある．

l．局所麻酔

局所麻酔は感覚ニューロン付近に薬剤を注入して感覚刺激の伝導をブロックし，大脳機能を抑制する全身麻酔とは異なる．

脊髄への局所麻酔では，薬物の注入部位によって頸椎麻酔，腰椎麻酔，硬膜下麻酔と呼ばれ，注入部位より下位の痛み感覚が麻痺する．ほぼ同時に，温・冷覚，圧覚も麻痺する．代表的な局所麻酔薬にプロカインがある．

(2) 末梢神経系の病気

a．自律神経失調症

自律神経系は，ヒトのもつ恒常性維持機構（ホメオスタシス）にとって重要な機能を果たしている．自律神経系を構成する交感神経系と副交感神経系は拮抗的に働き，交感神経系は身体活動を促進的に，副交感神経系は休息してエネルギーを保存する役割を果たしている．

長期にわたるストレス刺激を受けると，交感神経あるいは副交感神経のどちらか一方が亢進状態

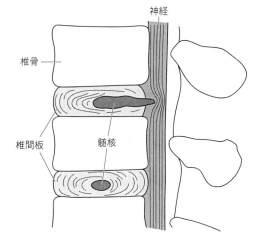

図 12.8.1　椎間板ヘルニア
椎骨間のクッションの役割をするのが椎間板で，強い衝撃や老化のため内部の髄核が飛びだして脊髄を圧迫するのが椎間板ヘルニアである．

に陥り，バランスが崩れて生理機能に異常が生じる．交感神経系の乱れは，動悸，息切れ，呼吸困難，頭痛，めまい，立ちくらみ，肩こり，冷え性などの呼吸・循環器系症状と，副交感神経系の乱れは，食欲不振，嘔吐，下痢，便秘，胃痛，腹痛などの消化器系症状と関連している．これらの症状が自律神経失調症で，不定愁訴とも呼ばれている．自律神経失調症は，心理面の環境要因も考慮して，心身症やうつ病に分類することが多い．

b．ヘルペス感染症

ヘルペスウイルス感染では，末梢神経系の損傷がしばしばみられる．例えば，動眼神経麻痺では，支配を受ける眼球運動ができなくなり，眼瞼下垂，斜視・複視，対光反射消失などが起こる．三叉神経の損傷では，上顎神経の分布域を中心に激しい痛みが生じる．

c．その他

ギラン・バレー症候群は，炎症性の脱髄性ニューロパチー（神経伝導障害）の代表的疾患で，ウイルス感染が先行し，その後急激に弛緩性の運動麻痺が生じる．

水銀，鉛などの重金属は生体に対する毒性が高く，体内に取り込まれると神経障害が生じる．

【栗原　久】

13 外 皮

1. 皮膚のしくみ

(1) 皮膚の構造

皮膚は人体の表面を覆い包む，重さ約3kg（皮下脂肪組織を加えると約9kg），面積1.6m²の器官で，人体の中では最大である．その構造は，表面から表皮・真皮・皮下組織の3層で構成され，厚さは1.5mm（表皮は0.2mm程度）であり，手掌や足裏では厚く，目のまわりがもっとも薄い（図13.1.1）．

(2) 皮膚の神経

表皮の最下層には，感覚神経の末端が細かく枝分かれした自由神経終末があり，痛覚と温度覚を感受する．痛覚の神経伝達物質はP物質と呼ばれ，その受容体はトウガラシの辛み成分（カプサイシン）でも刺激される．

真皮の最上層にはマイスネル小体，メルケル小体が，真皮層内にはクラウゼ小体，ルフィニ小体，ゴルジ・マッツォーニ小体が，真皮と皮下組織の間にはファーター・パチニ小体があり，いずれも触・圧覚などの機械的刺激を感受する．

(3) 皮膚の色

ヒトの皮膚の色は，表皮基底層にあるメラニン細胞と血液循環によって決まる．

メラニンは黒褐色の色素で，多く形成されているのが黒人である．白人はメラニンが少ないため真皮層上部の毛細血管が透けてみえ，肌が赤やピンクになる．黄色人種は，顆粒層にある黄緑色のカロチンが強く形成されている．

メラニン細胞が大量に存在して盛り上がったのがホクロ，メラニン細胞数は変わらずメラニン産生能が活性化したのがシミ・ソバカスである．

皮膚の血液循環がよいと血色がよく，減少すると蒼白となる．血中酸素量が少ない状態（チアノーゼ）では，皮膚が紫色になる．

圧迫や寒冷のため皮膚血流が45分間以上停止すると，皮膚細胞が壊死を起こす．

(4) 皮膚の機能

皮膚は外部環境との接点としてさまざまな機能をもち，1/3が損傷すると生命維持が困難となる．

a．保護・防御作用

角質層の上皮細胞は互いが微細な線維で連結しているが，上皮細胞間にわずかな隙間があって血管からしみでてきた組織液が充満し，適度の水分量が保たれている．しかし，表皮の最表層には隙間がないので水の浸入や放出を食い止め，組織・細胞の膨張や乾燥を防いでいる．

メラニンは紫外線から身体を守る．表皮中のランゲルハンス細胞は免疫反応を促し，角質層の常在菌（多くは真菌）は細菌を攻撃して体内への侵入を阻止する．

b．感覚作用

皮膚には各種の感覚神経終末・受容器があるが，特に敏感なのは指先・口唇で，背中・大腿・殿部などは鈍い．掌や足裏には指紋があるが，飛び出した部分に感覚受容器が多い．体性感覚が，危険度の高い刺激として認知される順序は，痛覚，温度覚，触・圧覚，痒覚である．

c．体温調節作用

皮膚血管の拡張・収縮によって血液循環量を調節し，熱放出量を調節する．また，皮下組織に汗腺体をもつエクリン腺が約250万個あり，発汗・水の蒸発による熱放散に寄与している．

d．ビタミンD産生

ビタミンDは，小腸におけるカルシウム吸収を促進するが，主として表皮の基底層と有棘層において，波長約300nm付近の紫外線（UV-B線）を受けて産生される．

(5) 角質器

a．毛

毛は表皮の角質化によってできた糸状突起で，手掌，足底などの一部を除いて全身を覆ってい

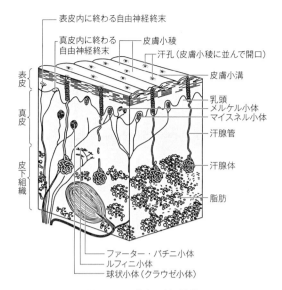

図 13.1.1 皮膚の断面構造

①表皮：血管がなく，上から角質層・顆粒層・有棘層・基底層に分けられる．基底層で生まれた細胞は上方に向かい，最上層に達するときには死んで角化細胞になり，最後は剝がれ落ちる．約4週間で表皮は更新される．

②真皮：線維芽細胞が網状に走る結合組織で，皮膚の弾力や硬さを維持する．真皮の表面には乳頭と呼ばれる多くの突起があり，毛細血管に富んでいる．真皮全体には神経・感覚受容器が広く分布している．

③皮下組織：粗い網状組織で，筋や骨と緩く結合している．細胞内には多量の脂肪を含み，栄養分の貯蔵，熱放散防止のほか，クッションの役割もしている．

る．動物と違って，人では体温維持の役割はほとんど失われている．

毛は皮膚から外に出ている部分を毛幹，皮膚の中に埋没している部分を毛根という（13.2節参照）．毛根は毛包で包まれ，ここには脂腺と立毛筋が付いている．毛根の末端で球根状に膨らんだ毛球で毛が生み出され，そのスピードは1日に0.2～0.5 mmで，頭毛は3～5年，眉毛は約100日，睫毛は約150日で生えかわる．毛の色（ブロンドや黒髪など）は，毛幹中にあるメラニン量によって決まるが，赤髪はカロチン量が関係している．

b．爪

爪は指先の背面にある板状の角質器で，色素を含まない．外に露出している部分を爪甲（爪体），皮膚の中に隠れている部分を爪根という．爪甲部がピンク色なのは，半透明で下にある毛細血管の色が透けてみえるためである．爪甲の基部にある爪半月（小爪）は爪の新生部分で，角化が不十分で水分を多く含み，透明度が低いので白色にみえる．ヒトの爪は指の先端部分を保護しているので指先に力を加えることができ，物を摑める．

(6) 皮膚の老化・病気

a．皺・乾燥肌

皮膚の老化が進むと弾力が低下して皺ができ，乾燥して自由神経終末が露出すると痒みが生じやすい．

b．白斑・禿・白髪

表皮のメラニン細胞の活動低下は白斑の，毛根部の造毛機能の低下は禿や白髪（色素がなくなり，髄質に気泡がある）の原因となる．

c．スプーン爪

鉄欠乏性貧血では，爪甲が白濁してもろくなり，スプーン状に反り返りやすい．横縞は体調不良や薬物など何らかの原因で造爪活動が一時的に障害されたことに起因する．

d．角質化

「うおのめ（魚の目）」と「たこ」は表皮の角質化が進み，厚く硬くなって盛り上がったものである．「うおのめ」の中心には真皮に達する硬い芯があり，押すと痛みがある．「たこ」には芯がなく，感覚が鈍くなっていることが多い．

「いぼ」は，ヒト乳頭腫ウイルス（ヒトパピローマウイルス）の感染による小腫瘍である．

e．創傷

角質層が剝けて組織液が溜まったものはマメで，傷跡はできない．損傷が表皮にとどまった場合は，メラニン細胞の増殖・活性化のため傷跡は着色する．真皮層まで損傷すると，メラニン細胞の部分が失われるので，傷跡は白くなる．

f．感染症

角質は白癬菌（真菌）が増殖しやすく，部位によって水虫，インキン，タムシ，白癬症と呼ばれる．

皮膚が損傷すると病原体に対する防御力が低下するので，感染症リスクが高まる．

13 外皮
2. 皮膚腺

(1) 皮膚腺の分類
皮膚腺には，水分を分泌する汗腺と脂肪を分泌する脂腺とがあり，いずれも表皮が真皮または皮下組織の中に落ち込んで生じたものである．また，乳腺は汗腺から派生したものという説がもっとも有力であり，皮膚腺に含めるのが一般的である．

(2) 汗腺の分布
汗腺には，発毛部位と無関係の部位にあって皮膚表面に直接汗を分泌するエクリン腺（小汗腺）と，毛根部にあって毛包に汗を分泌するアポクリン腺（大汗腺）の2種類がある（図13.2.1）．

a．エクリン腺
底部の糸球状部分（腺体）は真皮にあり，細い管の一端が糸くずを丸めたように絡み合った分泌管と導管からなり，皮膚表面に開口している．エクリン腺の密度が高い部分は手掌と足底で，腋窩，前頭部，陰嚢，大陰唇にも多い．

エクリン腺から分泌される汗の大部分（99％）は水である．固形成分の約1/4はNaCl（食塩）で，その濃度0.2～0.5％は血液中の濃度（0.9％）より薄い．その他の成分として，尿素，クレアチン，アンモニアなどの窒素化合物を含み，尿中の成分と類似している．しかし，尿中成分は血中成分濃度に影響されるのに対し，汗中成分は無関係でほぼ一定である．

エクリン腺からの発汗は，体温調節（体温下降）や水分調節に寄与している．手掌，足底，腋窩の発汗は精神的緊張による交感神経系の興奮によって（精神性発汗），額部の発汗は強い味覚（味覚性発汗）によっても起こる．

b．アポクリン腺
アポクリン腺はエクリン腺より腺体が大きく，分泌される汗中には細胞の原形質成分である蛋白質，炭水化物，脂質，アンモニア，淡黄色素（リボフスチン）などが含まれ，酸化や細菌による分解で特有の臭物質となり，体臭のもととなる．ワキガ（腋臭症）は，アポクリン腺から腋窩に分泌された汗中の脂肪酸が，細菌で分解されて生ずる強い臭気のことである．

アポクリン腺はフェロモン系と関連し，エクリン腺と違って体温調節機能にはほとんど寄与しない．進化上ではアポクリン腺が先行して形成され，エクリン腺を介する体温調節機構が副次的に獲得されたと考えられている．

(3) 脂腺
真皮層内（毛包の鈍角側）に分泌腺があり，毛包に開口している．一般的に，脂腺は毛とともに存在し，毛のない手掌や足底にはない．しかし，鼻翼など一部には毛と無関係に存在し，独立脂腺と呼ばれる．

腺細胞は脂肪に富んだ分泌物（皮脂）を作るが，分泌物で満たされた腺細胞が変性退化して分泌するのが特徴である．皮脂は防水作用があり，皮膚表面を滑らかにする．フケは，皮脂とほこりが混じったものである．

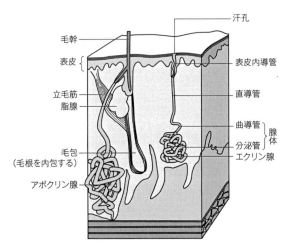

図13.2.1 汗腺（エクリン腺とアポクリン腺）と脂腺
①エクリン腺：陰茎を除いた全身の皮膚に分布する．
②アポクリン腺：分布は局所的で，耳道腺，腋下腺，乳輪腺，肛門周囲腺などである．
③脂腺：多くは毛包に開口している．

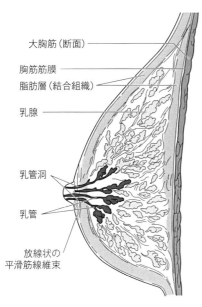

図 13.2.2 女性の乳房の断面図
①乳腺は 10〜20 葉の大葉からでき，乳頭を中心として放射状に配列している．乳腺の存在部位の皮膚は半球状に大きく膨らみ，乳房を形成するが，その大きさは乳腺数や大きさより，脂肪組織の量による．
②乳房のほぼ中央は乳頭となって隆起し，そのまわりは乳輪という．乳輪の周縁にアポクリン腺（乳輪腺）が，粟粒大に輪状に配列している．乳頭・乳輪の表皮はメラニンに富んでいるため淡褐色で，妊娠すると下垂体からのメラニン細胞刺激ホルモン分泌が増えるため着色が強まる．
③乳腺の各大葉は，1本の導管を乳頭表面に開口している．非妊娠時には乳頭部の乳管しかないが，妊娠すると導管と終末部ができて乳管とつながり，出産後，乳汁を分泌するようになる．一般に，エストロゲンは乳管の発達，プロゲステロン（黄体ホルモン）はエストロゲンとともに乳腺葉の発達を促進する．

ニキビは，皮脂の排出が妨げられて毛包内に溜まり，炎症・化膿を起こしたものである．

(4) 乳　腺

乳腺は乳汁を産生・分泌する腺で，アポクリン腺から派生したものと考えられている．乳腺は乳腺刺激ホルモン（プロラクチン），卵胞ホルモン（エストロゲン）や黄体ホルモン（プロゲステロン）に依存して発達するので，女性では発達し，男性では痕跡的である（図 13.2.2）．

(5) 乳汁分泌

乳汁中には，乳児の発育に不可欠の栄養素である蛋白質（カゼイン）と脂肪が含まれている．カゼインは開口分泌（顆粒内容物を細胞外へと放出する）と離出分泌（原形質膜に包まれた内腔に分泌物を入れて分泌する）により，脂肪は離出分泌により，乳腺細胞から分泌される．乳汁中には血液凝固に不可欠のビタミン K が含まれていないので，母乳哺育の場合は補充が必要である．

下垂体前葉から分泌されるプロラクチンは乳汁産生を刺激する．この作用は，妊娠中ではエストロゲンやプロゲステロンによって抑制されているが，分娩を契機にこれらのホルモン濃度が低下して，プロラクチンの作用が優位になる．乳児が乳首を吸うとプロラクチン分泌が促進され，下垂体後葉からオキシトシン分泌も起こり，乳腺房周囲の筋上皮細胞を収縮させて，乳汁を乳管洞に押し出す．

(6) 乳腺の病気

a．乳　癌

乳腺の外側上部に好発し，女性では，子宮癌とともに発症頻度の高い癌である．乳腺のリンパ液は腋窩リンパ節に流入するので，この部位に癌転移が起こりやすい．

b．乳腺炎

妊娠・授乳中は乳管と導管と終末部がつながるので，乳腺の感染症が起こりやすい．

c．乳腺症

女性ホルモン分泌のバランスの乱れがプロラクチン分泌に影響して起こる乳腺の増殖性変化で，30〜50 歳代で好発し，シコリや痛みを生じる．

d．線維腺症

乳腺の良性腫瘍で，思春期から 20 歳代の若い女性に好発する．

【栗原　久】

14 感覚器

1. 視覚器

(1) 眼球の構造

視覚器は、光を感受し、ものを見るために特化された特殊感覚器の一つで、主体は眼球であり、その働きを助けるための複眼器（眼瞼、結膜、涙器、眼筋など）が付属している。

眼球は、左右の眼窩内に収容されている、直径約 2.4 cm、重さ約 7 g のほぼ球形の器官で、外膜（角膜、強膜）、中膜（脈絡膜、毛様体、虹彩）、内膜（色素上皮層、網膜）の 3 枚からなる眼球壁の内部に、水晶体、硝子体、眼房水が入っている（図 14.1.1）。

外 膜　角膜は外膜の前 1/6 を占める厚さ約 1 mm の透明な膜で、外界と接している。角膜には毛細血管が存在せず、外気から酸素を取り込んでいる。また、感覚神経が密に存在するため、体の中でもっとも痛覚が過敏である。強膜は硬い不透明な白色の膜で、眼球を球形に保つ働きがある。角膜に近い部分は白目として外部からみえる。

中 膜　脈絡膜は眼球後方の中膜の大部分を占め、血管とメラニンに富み、光の反射を防ぎ、網膜に酸素と栄養素を供給する。毛様体は内部に平滑筋（毛様体筋）をもち、水晶体を引っ張って遠近調節を行っている。虹彩は角膜の後ろにある円盤状の膜で、瞳孔括約筋と瞳孔散大筋によって瞳孔径を変化させ、眼球内に入る光量を調節する。瞳孔径は網膜に光が当たると両側性に縮小し、光が遮断されると散大する。これを対光反射という。

内 膜　外層が色素上皮層で、多量のメラニンをもっている。網膜は色素上皮層の内面にあり、感光膜である。網膜の後部には視神経円盤（視神経乳頭）があり、その外側には黄斑がある。黄斑ですり鉢状にくぼんだ中心部分を中心窩といい、もっともよくみえる部分である。

水晶体　虹彩の後ろにある直径約 1 cm の両凸レンズのような透明体で、その弾力性と毛様体筋

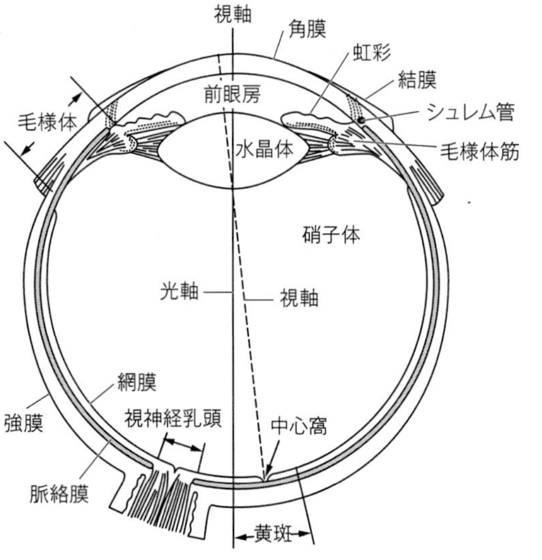

図 14.1.1　眼球の構造（右目の横断面）

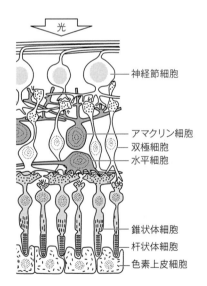

図 14.1.2　網膜の構造と 2 種類の視細胞
①杆状体細胞（R 細胞）：黄斑部を除く網膜全体に分布し、498 nm の光に最大感度をもち、感度は高いが、色や細かいものの識別はできない。暗所では 20 分ほどかけて視物質のロドプシンの再生・蓄積が行われるので、暗順応が起こる。
②錐状体細胞：黄斑部に分布が限局し、420 nm（青紫色：S 細胞）、534 nm（緑色：L 細胞）、564 nm（オレンジ色：M 細胞）の波長に最大感度をもつ 3 種類の細胞があり、これらの細胞の興奮する比率で色覚が生じる。錐状体細胞は感度が低いため、暗所では色がわからなくなる。

の収縮によって弯曲度（厚さ）を変え，遠近調節を行う．

硝子体　水晶体後方の広い腔所を満たす，透明のゼリー状組織である．

眼房水　角膜と虹彩間，虹彩，水晶体，毛様体間の腔所を満たすリンパ液である．

(2) 光受容器（視細胞）

視細胞は網膜神経層の最外部にあり，光の強弱（明暗）のみを感受する杆状体細胞と，色を感受する錐状体細胞がある（図14.1.2）．

(3) 複眼器

眼瞼（まぶた）　上眼瞼と下眼瞼があり，眼球を保護するとともに，瞬きをすることで涙を眼球表面に行き渡らせ，角膜表面の水分量と清浄を保つ働きがある．眼瞼前面は皮膚，後面は粘膜で，眼瞼縁には睫毛が一列に並んでいる．

眼瞼の内側には眼輪筋があり，表情筋で眼瞼を閉じる．上眼瞼の皮膚と瞼板（眼瞼の深淵にある板状の結合組織）には上眼瞼挙筋と瞼板筋が付き，眼瞼を開くように働く．

結膜　眼球の前面と眼瞼の後面を覆う薄い膜で，内眼角（めがしら）の結膜は涙丘になっている．

涙器　涙腺は眼球の上外側にあり，結膜に開口している．涙は眼球の前面を潤した後，鼻涙管を通って鼻腔に流される．成人の1日涙分泌量は0.5〜1 mL（子どもで約1.5 mL）で，分泌量が減ると目のかすみなどの症状が出るドライアイになる．泣くと涙分泌量が増加し，鼻腔への流出では追いつかず，目からあふれ出る．

眼筋　眼球運動を司る筋肉で，4本の直筋と2本の斜筋がある．直筋は眼球を上・下・内・外側に，斜筋は眼球を外下方，外上方に向ける働きがある．上眼瞼挙筋は眼瞼を開く作用がある．

(4) 視野と盲点

視野　外界の一点を注視しているときに同時に見える範囲で，正常では外下方がもっとも広く（104°），内上方（60°）がもっとも狭い．視野は，白→黄→青→赤→緑の順に狭くなる．

盲点　注視点の外方約15°，下方3°を中心とする縦7°，横5°の楕円形部分で，眼底の視神経乳頭から視神経が出ていく．この部分には視細胞がないので光を感じない（マリオット盲点）が，脳は視神経から入力される情報がなくても補ってしまうため，通常は見えないことに気づかない．同様のことは，緑内障や糖尿病などによる網膜変性においても起こる．

(5) 眼の病気

屈折異常（近視・遠視・老視・乱視）　正視は水晶体の屈折率と眼球軸（眼球の前後を結ぶ直線）の長さが適切で，像が網膜上に結び，鮮明にみえる状態である．眼球軸が長すぎて像が網膜面より前に結ぶのが近視，短すぎて網膜より後ろに像が結ぶのが遠視である．老化によって水晶体の弾力性が低下して，近距離の調節が困難になるのが老視である．乱視は，角膜の弯曲異常によって生じる．

角度で1分（1°の1/60）を見分けられるのが視力1.0である．

白内障　水晶体の混濁で透明度が低下した状態である．赤色光の方が青色光より混濁したところでも透過しやすいので，軽度の白内障では，暖色系の照明にすると見えやすくなる．

緑内障　視神経乳頭の脆弱性のため眼圧の上昇で生じる網膜障害で，特徴的な視神経の変性と視野欠損が起こる．

飛蚊症　硝子体の一部がゼリー状から流動性の高い状態になる病気で，動いた細胞の影が網膜に写って蚊が飛んでいるように感じられる．老化によって生じやすい．

色覚異常　もっとも多いのは赤緑色覚異常である．L細胞とM細胞を作る遺伝子はX染色体上に隣接して存在するので，この部分に異常があるとX染色体を1本しかもたない男性では発症する．

糖尿病性網膜症　網膜の毛細血管の脆弱による破裂，新生を繰り返すことで起こる視覚障害である．

14 感覚器
2. 平衡聴覚器

(1) 構　造

聴覚器は，集音部（外耳），増幅部（中耳），感受部（内耳）からなる（図14.2.1）．

a．外耳

外界からの空気振動（音波）を集めて中耳に導く漏斗状の部分で，耳介と外耳道からなる．耳介は，集音機能を有する．外耳道は外耳孔から鼓膜までの長さ2～3cmの管状の部分である．

b．中耳

外耳と中耳の境に鼓膜がある．外側にやや膨らんだ，直径約1cmのほぼ円形の薄い膜で，外耳道からの音波を受けて振動する．鼓膜の内側の腔所を鼓室といい，3個の耳小骨（ツチ骨，キヌタ骨，アブミ骨）がある．鼓室の内側下方は，耳管（長さ約2.5cm）で咽頭腔に通じている．

c．内耳

内耳は側頭骨の中にある，前後径約2cm，幅約1cmの聴覚と平衡覚の感受装置で，骨内に閉じ込められた複雑な形の洞窟（骨迷路）と，その中にある膜性の管（膜迷路）からなる（図14.2.2）．内耳の空隙はすべてリンパ液で満たされている．

(2) 聴　覚

外耳道から入った音波（気体振動）で鼓膜が振動すると，中耳にある3個の耳小骨で固体振動として2～3倍に増幅され，内耳の前庭窓に集中してさらに増幅され，リンパ液の振動として蝸牛管底部の基底板に達する．らせん器を乗せる基底板には固有振動数があり，振動がピークとなる部分の有毛細胞の繊毛が上面を覆う蓋膜とぶつかって刺激される．これが音刺激として受容され，蝸牛神経を伝わって，最終的に大脳新皮質（側頭葉聴覚野）に伝えられる．蝸牛の底部は高音に反応し，頂部は低音に反応する．

(3) 平　衡　覚

平衡覚とは，重力の変化によって生じる刺激の感覚で，統合された運動を行うために必須で，内耳の前庭器官が重要な役割をしている．平衡覚には頭の位置感覚と運動の感覚がある．

内耳の前庭にある卵形嚢と球形嚢は耳石器とも呼ばれ，向きが90°異なっている．頭部が傾くと，感覚細胞上にある耳石が重力の方向に移動して繊毛を圧迫し，それが感受される．卵形嚢と球

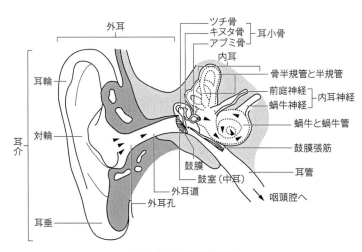

図14.2.1　平衡聴覚器官
音波の進む方向を▶で示す．

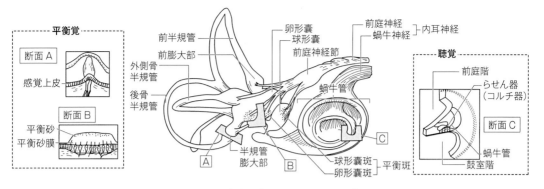

図 14.2.2　膜迷路（骨迷路で囲まれている）

① 骨迷路：前庭，骨半規管，蝸牛の3部に区別され，膜迷路を包んでいる．蝸牛は底部幅8～9mm，高さ4～5mmのカタツムリに似た器官である．
② 膜迷路：前庭になる2つの小嚢（卵形嚢，球形嚢），3つの半規管（前半規管，後半規管，外側半規管），蝸牛管からなる．卵形嚢，球形嚢，半規管の壁には特殊な受容器があり，第Ⅷ脳神経の前庭神経線維の枝を受けて，平衡感覚を司る．
③ 蝸牛管：内部は基底板（膜）の上皮細胞が特化した感覚細胞が，感覚上皮を形成している．感覚上皮部分をらせん器（コルチ器）といい，聴覚受容器となる．

形嚢は，上下や前後の直線運動の感受にも関与している．

3つの半規管も互いに90°の角度をなし，回転運動に起因する内部のリンパ液の流動による有毛の感覚細胞の刺激を感受する．

(4) 平衡聴覚器の病気

a. 中耳炎

耳管を通って病原菌が中耳に達して炎症を起こすのが中耳炎である．特に小児は耳管が水平で，かつ太く短いので，中耳炎のリスクが高い．

b. めまい

前庭器官が障害されるのが前庭性（真性）めまいで，代表的な疾患がメニエール症候群である．内耳の炎症の場合は回転性のめまいが生じることがあり，耳管から内耳に水が入った場合は上下感覚がなくなり，溺死の原因となる．

めまいが強くなると悪心（むかつき）や嘔吐が起こる．乗り物の進路予測と実際の動きの不一致が原因で起こるめまいや悪心・嘔吐が乗り物酔い（加速度病）である．

c. 難聴

可聴域は16～2万Hzとされている．難聴にはさまざまなタイプがあり，伝音系である外耳・中耳の障害によるものを伝音性難聴といい，耳垢による外耳道の詰まりや中耳炎などが代表例である．

内耳の蝸牛管から中枢側（脳）の障害で起こる難聴を感音性難聴という．老人性難聴は高音域から始まり，次第に低音域に進む．

騒音性難聴は，大音量を連続して受けることによる4000 Hzを中心とする聴力低下である．

突発性難聴は突然聞こえなくなる原因不明の聴力障害で，聴覚器の障害というよりは，ストレスが原因で大脳皮質聴覚野（側頭葉）が聴覚情報を受け付けないためと考えられている．

結核の治療などに使われるアミノグリコシド系抗生物質は，第Ⅷ脳神経を障害して難聴を引き起こす．

d. 耳鳴り

老化が進むと，高音が連続して聞こえるようになる．これは聴覚器の機能低下による聴覚情報の減少を埋め合わせるため，大脳皮質の聴覚野が興奮して音刺激があるようにしてしまうためである．

14 感覚器

3. 味覚器・嗅覚器

(1) 味覚器の構造と機序

味覚の受容器は，舌乳頭に約1万個ある味蕾で，それぞれは直径約50〜80μmで，味細胞が5〜50個集まっている（図14.3.1）.

味細胞は，主に水に溶けた状態の分子やイオンの接触刺激を味覚として感受する．したがって，固形物の食物では，一部の化合物が唾液に溶けてから味覚を引き起こす．

人の基本的な味覚は，甘味，酸味，苦味，塩辛味の4種であるが，実際の味覚は，これらの味が混合した刺激に，嗅覚，触覚，温度覚などが加わり，複雑である．最近は，旨味やカルシウムイオンに特有に反応する味細胞も見つかっている．

動物が好む味は，栄養素となる物質が多くもっている甘味，生理機能を調節する成分の塩辛味（薄味のみ）であり，植物アルカロイドに由来する苦味，ポリフェノール類に由来する渋味，腐敗物中の有機酸に由来する酸味は，嫌いな味である．しかし，人は本来嫌いな味を学習し，料理の味のバリエーション拡大に利用している．これが食文化，つまりお袋の味や民族の味である．

(2) 味覚の伝導路

味は舌全体で感受されるが，その感度は部位によって異なる（図14.3.2）.

(3) 味覚障害

代表的な味覚障害に，低亜鉛症による味覚受容器の障害がある．その他，唾液分泌の低下（老化，シェーグレン症候群），糖尿病や腎不全，肝不全，あるいは鉄欠乏性貧血，甲状腺疾患なども味覚障害の原因となる．

(4) 嗅覚器の構造と機序

嗅覚の受容器は，鼻腔の嗅上皮にある約5000万個の嗅細胞で，支持細胞と分泌物を出して嗅粘膜を潤して粘膜表面を洗浄するボウマン腺の間に散在し，分布の面積は両側の鼻腔を合わせて約5 cm^{2}である（図14.3.3）.

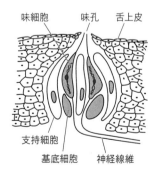

図 14.3.1 味蕾の構造
①個々の味蕾は，味細胞，支持細胞，基底細胞よりなる.
②味細胞は繊毛を味蕾の上皮表面の開口部（味孔）に出し，細胞底部で味神経と連絡している.

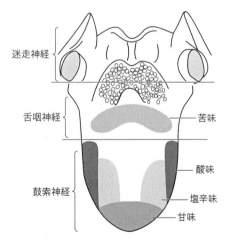

図 14.3.2 舌表面の味覚の分布と神経支配
①舌の先端は甘味を，そのすぐ後ろは塩辛味を強く感じる．酸味は側面，苦味は舌根での感度が高い.
②辛みは痛み刺激であり，舌全面で感じられる.
③味覚は，舌の前2/3の部分は三叉神経（下顎神経）の舌神経味覚線維と顔面神経（鼓索神経）の知覚性線維を，後1/3は舌咽神経味覚線維を，舌根より奥の場所では迷走神経線維を上行し，最終的に大脳新皮質頭頂葉の味覚野に伝えられる.

臭い分子は揮発性の比較的小さな物質で，環境中には約40万種類ある．一方，人がもつ臭い分子の受容体は約350種類しかなく，しかも1つの嗅細胞には1種類の受容体しか存在しない．しかし，同一種の臭い分子を複数の嗅細胞が感受し，その組み合わせによって約4000種の臭いをかぎ分けることができる．

複数の臭い物質が同時に入った場合は，もっとも強い臭いのみが感じられ，他の臭いはマスクされてしまう．脱臭剤にはこのような効果を利用したものが少なくない．また，嗅覚は順応性が高く，同じ臭いを長時間嗅いでいると感度が低下する．このようなとき，自分の体臭を嗅ぐと嗅覚はもとに戻る．

(5) 嗅覚の伝導路

嗅細胞の軸索は篩骨篩板を貫いて，脳から突き出た左右嗅索の先端にある嗅球に達し，ここから大脳辺縁系の扁桃体と，大脳新皮質前頭葉の嗅覚中枢に至る．扁桃体は嗅覚とフェロモンの処理に関わっており，それが大脳辺縁系にあることは，嗅覚が発生学的にもっとも古い感覚であることを示している．乳児と母親との関係は，嗅覚から始まるともいわれている．また，嗅覚は快・不快とも密接に関係し，快臭は気分を和らげ，不快臭は怒りを高め，強すぎると悪心・嘔吐を引き起こす．

一般に，-OH，-O-，-COOR基（Rはアルキル基）などを有する化合物は快臭を，-SH，-S，-NS基などを有する含硫化合物は不快臭を発する．しかし，快臭でも強すぎれば悪臭として感受され，逆に不快臭でも濃度を下げると快臭となる例が多い．

(6) 嗅覚障害

インフルエンザなどのウイルス感染症は嗅細胞を，ヘルペスウイルス感染症は感覚神経を損傷して嗅覚障害を引き起こすことがある．

老化も嗅覚障害のリスク因子で，特に，アルツハイマー型認知症は，明確な症状の出現に先行して，嗅覚異常が起こることが多い．

食事の味は，口腔から鼻腔に入る臭い物質も関係している．そのため，鼻づまりがあると料理がまずくなりやすい．

【栗原　久】

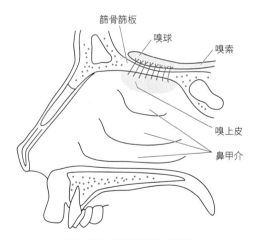

図14.3.3　鼻腔の構造と嗅覚器
①嗅覚細胞のある部分は黄褐色をしているので，ピンク色となっている呼吸器の他部位と区別できる．
②嗅覚は嗅細胞数と，個々の細胞の感度に依存している．イヌの鼻腔には人の2倍の約1億個の嗅細胞があり，感度も高いため，嗅覚は100万～1億倍も高い．香水の調香師や臭気判定士などは，一般の人より嗅覚の感度が1万から1000万倍高く，区別する臭いの種類も多い．

15 小児のからだと先天性疾患

1. 小児の骨

(1) 骨の形成様式

骨の形成様式には，膜性骨化と内軟骨性骨化がある．（図 15.1.1）

a．膜性骨化

大部分の頭蓋骨・顔面骨・鎖骨・一部の下顎骨・肩甲骨および長管骨の横径成長はこれに相当する．骨膜で，未分化間葉系細胞が骨芽細胞に分化して骨基質を形成する．

b．内軟骨性骨化

胎生期の一次骨化中心・骨端成長板での二次骨化中心・骨端骨幹端境界の成長軟骨板の形成がこれに相当する．軟骨基質の石灰化，毛細血管侵入に伴う軟骨吸収，軟骨基質表面への骨芽細胞による骨添加形成により軟骨が骨におきかわり，骨の縦径成長がもたらされる．

(2) 骨の成長＝骨外形のモデリング

成長期には，骨幹端外側の破骨細胞が骨を吸収し骨を細くし，脊髄の骨芽細胞が皮質骨内側に骨を形成してゆく．

(3) 小児の骨の特徴＝小児には成長軟骨が存在する

小児の成長軟骨は骨の縦軸伸長をもたらす．骨塩量は小児期には増加するが，思春期前半にもっとも増加する．小児の座高（椎骨）の伸びは，四肢（長管骨）の伸びより小さいが，思春期に入り，性腺ステロイドの影響により逆転する．思春期には，内分泌的要因により，男性では外骨膜性骨形成が多く，女性で内骨皮質への骨形成が多く，男女で異なる．アンドロゲン・成長ホルモンは前者を促進し，エストロゲンは前者を抑制し後者を促進する．

(4) 骨年齢とその評価

骨の発生過程において，一次骨化（軟骨原基が軟骨内骨化によって中心から末梢に向けて骨化）の後，骨端骨・手根骨・足根骨の二次骨化が起こる．骨年齢とは二次骨化の程度のことで成長の指標である．性ホルモンの増加により骨年齢は促進し，糖質コルチコイドの増加により遅れる．橈骨・尺骨・中手骨・基節骨の骨端骨と骨幹端の横幅の比などからステージ付けをする日本人小児標準化 TW2-RUS 法で，成人の骨年齢 1,000 点に達するのは，日本では男子 16.1 歳，女子 14.7 歳であり，日本人標準骨年齢アトラスが有用である．骨年齢からは思春期開始を推定できないが，骨端骨と骨幹端の癒合が開始する直前の骨年齢は，男子で 14 歳・女子で 13 歳であり，これ以降は骨成熟にエストロゲンを必要とする．

(5) 小児の骨密度

小児の骨密度（腰椎）の増加は，11〜14 歳でピークとなり，それは身長増加のピークの 2 年後とされる．

(6) 骨代謝・骨疾患の指標

骨には，内臓保護と姿勢保持機能のほか，ミネラル（Ca・P）の貯蔵と体液電解質平衡の維持と造血機能がある．

血液カルシウムの正常値は，9.0〜10.6 mg/dL

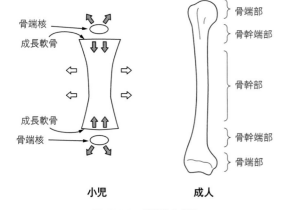

図 15.1.1　長管骨の成長

表 15.1.1 低カルシウム血症で血清 PTH 低下を生じる疾患，病態

1. 自己免疫異常
   - 特発性副甲状腺機能低下
   - 家族性副甲状腺機能低下症
2. 先天性
   - DiGeorge 症候群
   - カルシウム受容体異常症
3. 甲状腺摘出に伴う副甲状腺切除
4. マグネシウム欠乏症
5. 頸部悪性腫瘍の放射線治療による副甲状腺障害
6. 副甲状腺への他病変への浸潤
   - ヘモクロマトーシス
   - サルコイドーシス
   - 地中海貧血症
   - ウィルソン病
   - アミロイドーシス
   - 癌の浸潤
7. 新生児低カルシウム血症
8. 副甲状腺機能亢進症治癒直後（Hungry-bone 症候群）

（副甲状腺機能低下症の鑑別）

表 15.1.2 低カルシウム血症で血清 PTH 低下のない疾患，病態

1. ビタミン D 欠乏状態
2. 副甲状腺ホルモン抵抗状態
   - 偽性副甲状腺機能低下症
   - マグネシウム欠乏症
3. ビタミン D 抵抗状態
   - ビタミン D 抵抗性くる病
   - ビタミン D 依存症
   - 家族性ビタミン D 抵抗性状態
4. 薬物使用
   - ビスホスホネート
   - プリカマイシン
   - カルシトニン
   - カリウム
   - リン製剤
   - 抗癌剤
5. その他
   - 急性膵炎
   - 大量保存血輸血後
   - 造骨性の転移性骨腫瘍
   - 急性横紋筋融解症
   - 急性の消耗性疾患

であり，年齢とともに低下傾向にある．高カルシウム血症をきたす疾患として原発性・家族性副甲状腺機能亢進症・悪性腫瘍すなわち骨溶解性の多発性骨髄腫・乳癌や水酸化ビタミン D 産生のリンパ腫・副甲状腺ホルモン関連蛋白産生の肺癌・食道癌・頭頸部癌・腎癌・卵巣癌・膀胱癌などがある．低カルシウム血症発生時は，副甲状腺ホルモンの低下の有無を検査後，鑑別する（表 15.1.1，表 15.1.2 参照）．カルシウム調節には，副甲状腺ホルモン・活性型 1.25 水酸化ビタミン D が働く．

血清リンは，生後 3 か月以内で 4.8〜7.4 mg/dL，1〜5 歳で 4.5〜6.2 mg/dL，6〜12 歳で 3.6〜5.8 mg/dL となる．高リン血症の原因はリン摂取量増加，腎でのリン排泄減少（腎不全・副甲状腺機能低下症・偽性副甲状腺機能低下症など），細胞内から細胞外への移行増加（消耗性疾患・劇症肝炎・筋挫傷・悪性腫瘍治療・溶血性貧血・急性白血病・アシドーシスなど）である．

小児の骨代謝の指標としては，血清中の骨型アルカリフォスファターゼ，オステオカルシン，I 型コラーゲンがあり，骨吸収の指標としては，尿中のピリジノリン・デオキシピリジノリン・I 型コラーゲンがある．

(7) 骨端部の名称

骨幹端（metaphysis）　管状骨の骨幹部の両端

骨端骨（骨端核, epiphysis）　成長期の管状骨の骨幹部の両端に存在する骨
　次第に大きくなり骨幹と癒合する．

骨端線（成長板＝成長軟骨, epiphyseal line）　X 線上，成長期にみられる，骨幹端と骨端骨の間の線状の黒い間隙．骨端線がみえなくなることは，成長軟骨がなくなること，すなわち骨成熟の完了を意味する．

capping　骨端骨が骨幹端と癒合する直前に，骨端骨が帽子をかぶったようにみえる状態．

参考文献

1) 藤枝憲二監修・田中弘之編集：小児の骨の発達とその異常性．診断と治療社，2008．
2) 五十嵐隆編集：小児科学 第 10 版．文光堂，2011．
3) 鳥巣岳彦，国分正一総編集・中村利孝，松野丈夫，内田淳正編集：標準整形外科学 第 9 版．医学書院，2005．
4) 福田国彦編集・土屋一洋シリーズ監修：骨軟部画像診断のここが鑑別ポイント．羊土社，2007．
5) 日本小児内分泌学会，日本成長学会「骨年齢委員会」田中敏章，安藏 慎，佐藤享至，佐藤真理，松岡尚史：日本人小児骨年齢アトラス．メディカルレビュー社，2011．

15 小児のからだと先天性疾患

2. 小児の骨・関節疾患

(1) 骨・関節疾患

a. 軟骨無形成症（軟骨異栄養症, achondroplasia）
　軟骨内骨化異常により，四肢長管骨が短く，四肢短縮・低身長を示す．常染色体優性遺伝（3型線維芽細胞増殖因子受容体遺伝子変異）．特徴的顔貌（前額・下顎突出, 鼻根陥凹），腰椎前弯，O脚，合併症（大後頭孔狭窄・水頭症・中耳炎・脊柱管狭窄症をきたす）．

b. 骨形成不全症（osteogenesis imperfect）
　膜性骨化異常により，反復骨折，脊椎・胸郭変形，関節弛緩を示す．常染色体優性あるいは劣性遺伝（I型コラーゲン遺伝子変異）．青色強膜・歯牙形成不全・聴力障害をきたす．

c. 大理石骨病（osteopetrosis）
　骨吸収不全（破骨細胞の機能障害）による全身性骨硬化を示す．常染色体優性あるいは劣性遺伝（TNFSF遺伝子変異）．易骨折性・骨髄炎・貧血・視神経萎縮・難聴．X線で全身性の骨陰影増強をきたす．

d. 先天性多発性関節拘縮症（arthrogryposis multiplex congenital）
　先天性の筋肉低形成による四肢複数関節の拘縮・変形を示す．遺伝性なし．拳を開けず，股関節脱臼，内反足，脊柱変形をきたす．

e. 側弯症（scoliosis）
　脊柱の弯曲．7〜8割が特発性．思春期女児に多く疼痛は少ない．成長期には進行性，骨成熟以後非進行性．25〜30°以下の変形では経過観察．

f. 上肢・下肢の骨関節位置異常
外反肘・内反肘　正常の上腕に対する前腕外反は約10°であるがこれを超えるものを外反肘，下回るものを内反肘という．前者は，上腕骨外顆骨折後・ターナー症候群などにみられ，後者は，上腕骨顆上骨折後に生じる．遅発性尺骨神経麻痺の発生あり，障害少ない．

外反膝・内反膝・反張膝　正常成人では下腿骨は大腿骨に対して軽度外反する．小児では年齢により異なる．
　2歳までは内反膝（O脚），以後外反膝（X脚）となる．3歳でX脚はもっとも強度である．骨髄炎後，骨折後，骨系統疾患，くる病などで病的に外反膝・内反膝が生じることがある．

内反足・外反足　内反足は底が内側を向き，外反足は足関節の底屈制限をきたす．
　ダウン症，脳性麻痺，二分脊椎，シャルコー−マリー−トゥース病 Hereditary Motor & Sensory Neuropathy（HMSN）などでみられる．

g. 先天性股関節脱臼あるいは発育性股関節形成不全
　女児に多い．乳児期の股関節開排制限を示す．大腿骨の外上方偏移，臼蓋形成不全（臼蓋角度急）をきたす．

肘内障（pulled elbow）　歩行開始から5歳ごろまでの乳幼児にみられる．急に手を引っ張ったときに，橈骨頭周囲の輪状靱帯が，橈骨頭と上腕骨小頭の間に嵌頓し，前腕回内位，肘軽度屈曲位で手を動かさなくなる．
　治療は徒手整復による．

h. 骨端症（osteochondrosis）
　成長期に起こる骨端症は，特発性あるいは血行不安定な部位への負荷による阻血性骨壊死（長管骨骨端核・短管骨第一次核・骨突起）による（表15.2.1）．

ペルテス病　小児の大腿骨近位骨端核に阻血性壊死．4〜8歳の男児に多い．股関節の滑膜炎から，骨端核が壊死し，吸収後再生する．

オスグッド−シュラッター病　膝蓋靱帯付着部の脛骨結節の阻血性変化・分節化．思春期男児に多い．運動時の痛み．膝蓋靱帯による反復する牽引力が病因．自然治癒．

i. 大腿骨頭すべり症（slipped capital femoral epiphysis）
　大腿骨近位骨端が骨端線ですべり後内方転位．股関節〜大腿前面の疼痛・跛行．思春期男児に多．肥満・外性器発育不全合併例あり．手術要．

表 15.2.1　骨格の各部位の骨端症
(1) 長管骨骨端部骨端症

報告者（報告年）	障害部位
Thiemann (1909)	手第2.3基節骨骨頭
Legg, Calvé, Perthes (1910)	大腿骨骨頭
Freiberg-Köhler (1914)	第2中足骨骨頭
Hass (1921)	上腕骨骨頭
Sinding, Larsen, Johansson (1921)	膝蓋骨下極
Friedrich (1924)	鎖骨胸骨側
Panner (1927)	上腕骨小頭
Dietrich (1932)	中手骨骨頭

(2) 短骨一次骨核骨端症

報告者（報告年）	障害部位
Köhler (1908)	足舟状骨
Kienböck (1910)	月状骨
Preiser (1910)	手舟状骨

(3) 骨突起部骨端症

報告者（報告年）	障害部位
Osgood, Schlatter (1903)	脛骨粗面
Iselin (1921)	第5中足骨結節部
Sever (1921)	踵骨
Van, Neck (1924)	恥・坐骨結合
Pierson (1929)	恥骨結合

(4) その他の部位の骨端症

報告者（報告年）	障害部位
König (1908)	離断性骨軟骨炎（膝大腿顆部など）
Haglund (1907)	踵骨
Scheuermann (1921)	椎骨
Calvé (1925)	椎骨
Blount (1937)	脛骨近位内側骨

骨端症の種類は40種類以上もあり，第1発見者の名前がつけられていることが多い．

j．骨腫瘍
良性骨腫瘍　骨軟骨腫（骨外に進展）・良性軟骨芽細胞腫・内軟骨腫（骨内に進展・病的骨折）・類骨骨腫（骨幹部）・骨巨細胞腫（1〜2割悪性）など．進行は緩徐，軟部腫瘤形成なし．

悪性骨腫瘍　軟骨肉腫・骨肉腫・骨線維肉腫・ユーイング肉腫など．X線で骨膜反応．軟部腫瘤形成．小児では転移性骨腫瘍は頻度が少ない．

k．軟部組織腫瘍
良性腫瘍　脂肪腫・血管腫・神経鞘腫

悪性腫瘍　悪性線維性組織球症，脂肪肉腫，線維肉腫，横紋筋肉腫，未分化神経外肺葉性腫瘍 PNET (primitive neuroectodermal tumor)．小児では横紋筋肉腫・PNETやや多い．

(2) 骨　折
小児骨折には以下の特徴がある．

① 不完全骨折（骨端線損傷＝ソルター–ハリス分類 1 型：骨端線のみの外傷，2 型：骨端線と骨幹端の骨折，3 型：骨端線と骨端核の骨折，4 型：骨折線が骨幹端骨端線骨端核を貫く，5 型：初診時見逃し後に成長障害で診断．若木骨折＝小児の骨幹部骨折としてよくみられるもので，成長過程の骨には弾力性があるため，外側から亀裂が入り少し曲がるものの完全に折れていない骨折＝内側皮質が保たれ外側が断裂する）が多い

② 上肢の骨折が多い

前腕では橈骨遠位端骨折と橈・尺骨の骨幹部骨折が多い．上腕では上腕骨顆上骨折が多い（血管・神経障害や筋区間内圧上昇によるフォルクマン拘縮合併）．

＊フォルクマン拘縮の特徴：阻血性拘縮．手指の麻痺と特有の拘縮（前腕屈筋萎縮・手関節掌屈・母指内転・MP過伸展・IP屈曲・正中および尺骨神経麻痺），疼痛・蒼白・知覚低下・運動麻痺・橈骨動脈拍動欠如，前腕の水疱形成を生じる．

参考文献
15.1 節を参照．

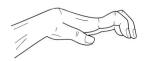

図 15.2.1　フォルクマン拘縮

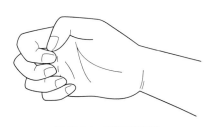

図 15.2.2　前腕屈筋萎縮

15 小児のからだと先天性疾患

3. 胎生循環と成人循環

(1) 胎　盤

　胎盤形成は，妊娠5週に始まり，15〜16週ごろに，子宮上部に完成する．

　胎盤では，胎児血液は絨毛を介して母体血液と接する．胎盤では，胎児血液から二酸化炭素を母体血液に放出され，母体血液から胎児血液に酸素が流入する．胎児からの血液は，2本の細動脈を経由して胎盤へ流入し，1本の臍静脈として胎児に返る．

　胎盤への血流量は，胎児の総心拍出量の5割強である．

　胎盤は，もっとも血管抵抗が低い臓器である．血管抵抗とは血管内でおこる血液の流れへの抵抗のこと．血圧＝血流量×血管抵抗．

(2) 胎　生　循　環

　胎児の循環（胎生循環）は，成人循環と比べて次のような違いがある．

①血液の酸素化の場所は，肺でなく胎盤である
②心内短絡（卵円孔）と心外短絡（静脈管・動脈管）が存在する
③体循環と肺循環が並列して併存している
④酸素飽和度の高い血液：
　A 胎盤→臍静脈→門脈→肝臓→肝静脈→下大静脈1/3→右心房→右心室→肺動脈→動脈管→下行大動脈
　B 胎盤→臍静脈→肝臓をバイパス→静脈管→下大静脈2/3→右心房→卵円孔→左心房→左心室→上行大動脈（静脈管は酸素飽和度の高い血液を左心系に短絡させ，脳に送りこむ役割を有する）
酸素飽和度の低い血液：
　C 上大静脈・（下大静脈2/3）→右心房→右心室→肺動脈→動脈管→下行大動脈
　＊下行大動脈→腹部臓器→下大静脈
　＊下行大動脈→2本の臍動脈（内腸骨動脈か

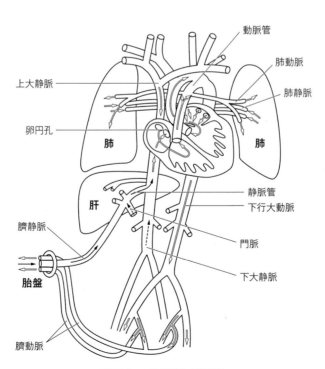

図15.3.1　胎児期の血液循環

ら分岐）→胎盤

酸素飽和度の高い血液と低い血液は下行大動脈で合流し，3割が下半身をめぐり，6割が臍動脈を経て胎盤へ流れる

参考：下大静脈還流血液の酸素飽和度は，上大静脈還流血液より高い．

(3) 出生直後の血行動態の変化

出生により，ガス交換は胎盤から肺に移行，胎盤循環は消失し，肺循環が成立する．

①臍帯離断—血管抵抗最低の胎盤除去
　A　児の体血管抵抗増加
　B　静脈管閉鎖—胎盤からの静脈還流消失
②肺呼吸により肺血管拡張・肺血管抵抗下降→肺血流増加→左房流入血増加→左房圧上昇・左房圧が右房圧より高くなる→卵円孔の機能的閉鎖（右左短絡消失）
③肺循環確立→体動脈血酸素飽和度上昇→動脈管平滑筋収縮→動脈管閉鎖

(4) 成人循環

胎生循環では体循環と肺循環が並列しているが，成人循環では両者は直列している

上大静脈・下大静脈→右心房→右心室→肺動脈→肺→肺静脈→左心房→左心室→大動脈

参考文献

1) 金子幸裕，平田康隆，木村光利，阿知和郁也：カラーイラストでみる先天性心疾患の血行動態 治療へのアプローチ．文光堂，2012.
2) 高橋長裕：図解 先天性心疾患 血行動態の理解と外科治療 第2版．医学書院，2011.
3) 北村 聖総編集・鈴木葉子，本間 哲編集：臨床病態学 小児編．廣川書店，2013.
4) 北村 聖総編集：臨床病態学1 第2版．廣川書店，2013.
5) 五十嵐隆編集：小児科学 改定第10版．文光堂，2011.
6) 冨田 豊編集：小児科学 第4版．医学書院，2013.

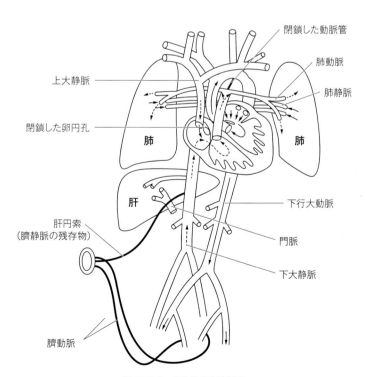

図15.3.2　出生後の血液循環

15 小児のからだと先天性疾患

4. 先天性心疾患（1）

(1) 先天性疾患の総論

- 原因：染色体異常（例：ダウン症候群＝21トリソミー・ウィリアムズ症候群など）によるものもあるが，単一遺伝子異常のみでなく多因子遺伝であり環境要因も影響する可能性がある．環境要因としては，ウイルス感染（例：先天性風疹症候群）やアルコール・アレビアチンなどがある．
- 頻度：出生数の1％，男女比1：1
- 症状：鬱血性心不全，チアノーゼ，ショック＝循環不全，体重増加不良，浮腫，乏尿
- 病態・判断基準：
- ①鬱血性心不全：心臓のポンプ機能の低下により，心拍出量と組織還流血流量が低下し，心不全症状を呈し，活動能力が制限されている状態である．呼吸不全，尿量減少，浮腫を伴う．
- ②チアノーゼ：還元ヘモグロビン5g/dL以上
- ③ショック（循環不全）：収縮期血圧90 mmHg以下か，通常より30 mmHg以上下降し，臓器血流不足，尿量30 mL/時以下
- ④体重増加不良：生後1か月の体重増加が20 g/日未満，生後3～4か月で20～25 g/日未満，6～7か月で10～15 g/日未満
- ⑤乏尿：時間尿量20 mL/時以下

(2) 先天性心疾患の分類

- 短絡性疾患：心室中隔欠損・心房中隔欠損・心内膜床欠損・動脈管開存
- 閉塞性疾患：肺動脈弁狭窄・大動脈弁狭窄・大動脈縮窄
- チアノーゼ型疾患：ファロー四徴・三尖弁閉鎖・総動脈幹症・完全大血管転位・総肺静脈還流異常

(3) 先天性心疾患の血行動態・病態生理

- 左右短絡：動脈血が静脈血に流入すること（心室中隔欠損症・心房中隔欠損症・心内膜床欠損症・動脈管開存症）
- 右左短絡：静脈血が動脈血に流入すること＝肺血流量減少（ファロー四徴症・三尖弁閉鎖症・総動脈幹症・完全大血管転位症・総肺静脈還流異常症）
- チアノーゼ性心疾患：ファロー四徴症・完全大血管転位症・総肺静脈還流異常症
- 非チアノーゼ性心疾患：心房中隔欠損症・心室中隔欠損症
- 緊急治療が必要な場合：肺血流量が多く，チアノーゼを呈する場合＝右左短絡によりチアノーゼを呈する低酸素血症と左右短絡により肺血流増加による呼吸不全が合併するとき

(4) 先天性心疾患各論

a．心室中隔欠損症（VSD：ventricular septal defect，図15.4.1）

右心室と左心室を隔てる心室中隔に欠損がある．血液は左心室から右心室へ流れる．自然閉鎖あり．欠損が大きいと，心肥大，肺高血圧，X線で肺血管陰影増加．大動脈弁閉鎖不全・感染性心内膜炎の合併することあり．手術適応は心臓カテーテル検査で検討．欠損が大きく，心不全を合

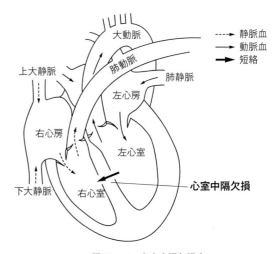

図15.4.1　心室中隔欠損症
血液が欠損孔を通って左心室から右心室へ流入する（左右短絡）．

併し，肺高血圧の持続による肺血管抵抗の上昇で，左右短絡から右左短絡に移行したものをアイゼンメンガー症候群という．

b．心房中隔欠損症（ASD：atrial septal defect, 図15.4.2）

　右心房と左心房を隔てる心房中隔に欠損がある．血液は左心房から右心房へ流れる．自覚症状に乏しく，成人期に至り，徐々に症状を発現する例も多い．

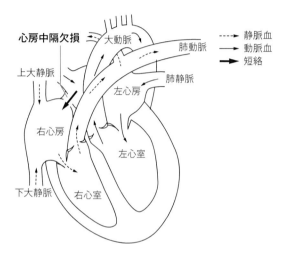

図15.4.2　心房中隔欠損症
血液が欠損孔を通って左心房から右心房へ流入する（左右短絡）ため，右心房・右心室は拡大する．

c．心内膜床欠損症（ECD：endocardial cushion defect, 図15.4.3）

　心内膜床は，心臓の発生過程で，心房中隔・心室中隔・僧帽弁・三尖弁を形成する．心内膜床欠損症は心内膜の形成が妨げられた状態．完全型は心室中隔欠損・心房中隔欠損・僧帽弁閉鎖不全・三尖弁閉鎖不全を認め，不全型は後3者を認める．ダウン症候群に合併することあり．弁形成異常が高度の場合，早期から心不全症状を呈する．

d．動脈管開存症（PDA：patent ductus arteriosus, 図15.4.4）

　動脈管（ボタロ管）は大動脈と肺動脈の間にあり，出生後72時間以内で閉鎖する．これが閉鎖しないものが，動脈管開存症である．

　血液は，大動脈から動脈管を経て肺動脈へ流れるので，左右短絡に相当する．先天性風疹症候群・RDS（呼吸窮迫症候群）を呈した早産児に多く合併する．動脈管が太ければ早期より心不全症状．

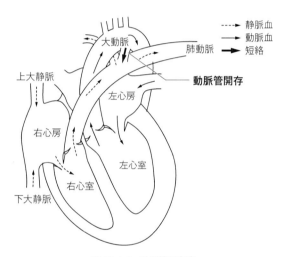

図15.4.4　動脈管開存症
血液が動脈管を通って，大動脈から肺動脈へ流入する（左右短絡）．

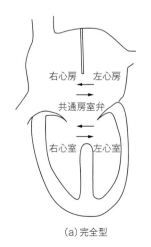
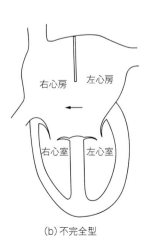

(a) 完全型　　　　　　(b) 不完全型

図15.4.3　心内膜床欠損症
(a)完全型と(b)不完全型に分けられる．不完全型では心房中隔欠損症とほぼ同じ血行動態となる．

15 小児のからだと先天性疾患

5. 先天性心疾患（2）

e．ファロー四徴症（TOF：tetralogy of Fallot，図 15.5.1）

肺動脈狭窄・大動脈騎乗・心室中隔欠損・右室肥大を四徴という．心室中隔欠損と肺動脈狭窄により，右室の静脈血が大動脈へ流れ，チアノーゼを呈する．無酸素発作を起こしたり，チアノーゼによるばち状指・蹲踞などがみられる．鎖骨下動脈-肺動脈吻合術（ブラロック・タウジッヒ手術）施行後，根治手術（心室中隔欠損閉鎖術・右室流出路形成術）を行う．

f．総動脈幹症（truncus arteripsus）

総動脈管は胎生期に大動脈と肺動脈に分かれるものであるが，これが分割されない状態．左右両心室から1本の動脈幹が発生する．多くは心室中隔欠損症を合併し肺高血圧を認める．軽度チアノーゼ．

g．完全大血管転位症（TGA：complete transposition of the great atrteries，図 15.5.2）

心室と大血管の関係が正常と逆になり，右室から大動脈が起始し，左室から肺動脈が起始する．右房に戻ってきた静脈血は，右室から大動脈を通って全身をめぐり，肺から左房に戻った血液は左室から肺動脈へ流れる．ゆえに，生存のためには，体循環と肺循環の混合が必要になる．出生直後より強度チアノーゼ

- Ⅰ型：心室中隔欠損を合併しない：静脈血は体循環に，動脈血は肺循環に入る
- Ⅱ型：心室中隔欠損を合併する
- Ⅲ型：心室中隔欠損と肺動脈狭窄を合併する

h．総肺静脈還流異常症（TAPVR：total anomalous pulmonary venous return）

肺静脈血が右心系（上大静脈・右房・門脈な

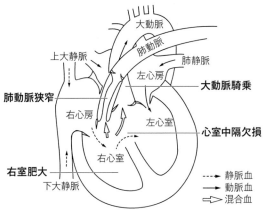

図 15.5.1　ファロー四徴症
肺動脈狭窄の程度と肺動脈の形態によって病態が左右される．

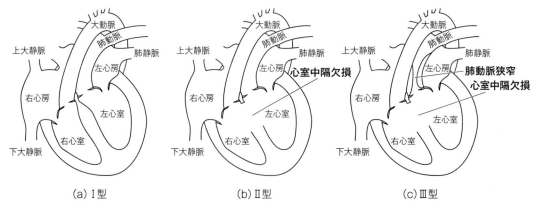

(a) Ⅰ型　　　　(b) Ⅱ型　　　　(c) Ⅲ型

図 15.5.2　完全大血管転位症

ど）に還流する．

i．大動脈縮窄症（CoA：coarctation of the aorta，図15.5.3）

動脈管の付着部で，大動脈弓と下行大動脈の移行部に狭窄が生じるもの．多く他の心奇形・肺高血圧に合併し，乳児期に過半数は心不全を発症．

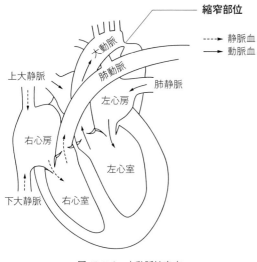

図15.5.3　大動脈縮窄症

j．大動脈弁狭窄症（AS：aortic stenosis）

左室と大動脈間の大動脈の弁下・弁・弁上に狭窄を認める．

k．肺動脈狭窄（PS：pulmonary stenosis）

右室と肺動脈間の弁下・弁・弁上に狭窄を認める．ヌーナン症候群で，異型性肺動脈弁による肺動脈狭窄を認める．

l．三尖弁閉鎖（TA：tricuspid aresia）

三尖弁（右室の房室弁）口が閉鎖し，右心房と右心室の交通がない．右心房血行動態は機能的な単心室となる．

【澤口聡子】

参考文献

1) 金子幸裕，平田康隆，木村光利，阿知和郁也：カラーイラストでみる先天性心疾患の血行動態 治療へのアプローチ．文光堂，2012．
2) 高橋長裕：図解 先天性心疾患 血行動態の理解と外科治療 第2版．医学書院，2011．
3) 北村　聖総編集・鈴木葉子，本間　哲編集：臨床病態学 小児編．廣川書店，2013．
4) 北村　聖総編集：臨床病態学1 第2版．廣川書店，2013．
5) 五十嵐隆編集：小児科学 改定第10版．文光堂，2011．
6) 系統看護学講座 専門23 小児臨床看護各論 小児看護学（2）．医学書院，2008．

16 生体の恒常性

1. 体液の組成と水・電解質バランス

(1) 内部環境

人体を構成する約60兆個の生きた細胞は，内部に水（細胞内液）をもつとともに，すべて細胞外液（組織液）と呼ばれる体液に浸され，そこから酸素や栄養素を受け取り，また二酸化炭素や老廃物を排出している．細胞外液の性状は内部環境と呼ばれ，外部環境が大きく変動しても一定の状態に保たれることが細胞の生命維持に必要不可欠である．これを体液の恒常性（ホメオスターシス）という．

(2) 体液量の調節

成人男性の体液量は体重の約60％で，女性は脂肪組織が多いため約55％とやや低くなる．新生児や乳幼児では細胞外液量が多く，4歳児ごろに成人とほぼ同じになる．高齢者では細胞内液量が少ない（表16.1.1）．細胞外液のうち，約15％は細胞間を満たす組織液で，約5％は血管内・リンパ管・脳脊髄管などにある管内液である．

表16.1.1 年齢と体液量の割合（体重％）

	新生児	成人男子	成人女子	老人
細胞外液量	40	20	20	20
細胞内液量	40	40	35	30
全体液量	80	60	55	50

体液の水収支は活動量や環境条件によって異なるが，通常は1日約2500 mLで，供給量の内訳は食事から約1100 mL，飲水から1100 mL，エネルギー代謝で生み出される代謝水が約300 mLである．一方，排出量の内訳は，不感蒸散が1000 mL，尿が約1400 mL，糞便中が100 mLである．

細胞外液の増減は血液量の増減につながる．循環血液量が減少すると，心房の容量受容器（低圧受容器）を介して乾きの感覚を起こし，水摂取量を増やす．同時に，下垂体後葉からのバソプレシン分泌を促進して，尿量を減らす．循環血液量が増加したときは，バソプレシンの分泌が減り，尿量は増加する．この反応は速やかに生じ，低張尿の排泄を増減させて体液量の調節を行うが，細胞外液中のNa^+量の調節にはほとんど寄与しない．

(3) 体液の組成

血漿と組織液の成分は，血漿中に蛋白質が多いことを除くとよく似ており（図16.1.1），また海水の成分比とほとんど同じで，濃度は約1/4である．

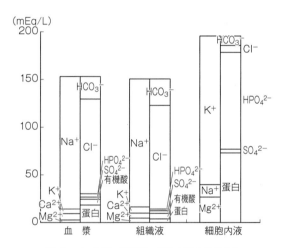

図16.1.1 血漿，組織液，細胞内液の構成成分

① 組織液は，約38億年前の海中で発生した生命体（単細胞生物）が，多細胞の動物に進化した際，単細胞時代の海水を体内に閉じ込めたものと考えられている．そのため，組織液は「内なる海」ともいわれている．
② 血漿や組織液の主要な陽イオンはナトリウムイオン（Na^+），陰イオンは塩素イオン（Cl^-）と重炭酸イオン（HCO_3^-）である．
③ 細胞内液の主要な陽イオンはカリウムイオン（K^+），陰イオンはリン酸イオン（HPO_4^{2-}）で，蛋白質もかなりの割合を占めている．

(4) 電解質濃度の調節

体液中の電解質成分の濃度によって浸透圧が形成され，通常は0.9％の食塩水（浸透圧濃度290 mOsm/L）に相当し，これを生理食塩水（等張液）という．

食塩の大量摂取で細胞外液のNa^+濃度が上昇

すると，細胞内液が引き出されて細胞は萎縮し，細胞外液が増加する．逆に，Na$^+$濃度が低下すると細胞内に水が浸入して細胞が膨張する．脳の神経細胞は浸透圧の変化に敏感で，体液浸透圧調節系がある．体液量とNa$^+$濃度の調節でもっとも寄与が大きいのは，腎臓と副腎皮質が関与するレニン-アンジオテンシン-アルドステロン系である（図16.1.2）．

過剰なK$^+$はアルドステロン系を介して腎皮質集合管から尿中に排泄されるが，これにはNa$^+$-K$^+$ポンプが使われるのでエネルギー（ATP）が必要である．過剰なHCO$_3^-$は集合管にある間在細胞（B型）により尿中排泄される．

(5) 老化・主要な病気

a．浮腫

組織液が大量に蓄積した状態で，血行不良による鬱血，血中Na$^+$濃度の上昇，腎機能の低下による尿量減少などによって起こる．高齢者では，心臓や腎臓機能の低下，下肢の筋肉量の低下などで浮腫が起こりやすい．浮腫があると，皮膚を押した部位のくぼみがなかなか戻らない．

b．高張性（水欠乏性）脱水症

口渇があり，頻脈，血圧低下と末梢の冷感がある．水を飲めば解消するが，水の補給がないと循環血液の濃度上昇で血液粘稠度が高まり，血栓形成や心機能低下で死亡することがある．爪を押して離したとき，2秒以内に赤みが戻らなかったら高張性脱水症を疑う．高齢者は体内の水分量が元々少なく，乳児は体内の水分量が多く必要なので，高張性脱水症のリスクが高い．

c．低張性（食塩欠乏性）脱水症

大量の発汗時に真水だけを飲んだ場合に起こり，口渇はないが，食欲不振，めまい，頭痛，筋肉のこわばり・痙攣などが起こる．治療は生理食塩水を投与する．高張性および低張性脱水症の予防には，経口補水液（水1Lに，食塩3g，ショ糖40gを加えた液．運動しない場合はショ糖を加えなくてもよい）を飲むとよい．

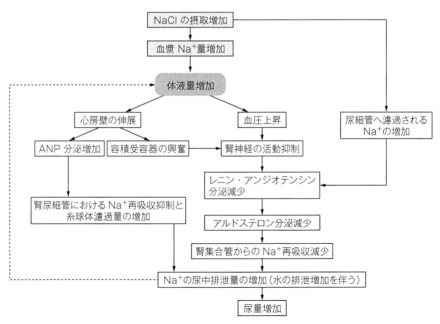

図16.1.2 血中Na$^+$濃度が上昇した場合の体液量調整機構
①実線の矢印は機能促進を示し，破線の矢印は負のフィードバックにより減少した血液量を回復させる機能を示す．
②細胞外液のNa$^+$濃度が急速に上昇すると，最初は体液浸透圧の正常化のために飲水量の増加や尿量の減少が起こり，体液量が増加する．
③次に，Na$^+$の過剰状態を解消するため，アルドステロンの分泌抑制と心房性ナトリウム利尿ペプチド（ANP）の分泌促進が起こり，尿中排泄が増加する．Na$^+$と水排泄は同時に行われるので尿量は増し，Na$^+$量と体液量は正常化される．この反応は緩やかに起こり，過剰なNa$^+$の排泄には24時間以上かかる．

16 生体の恒常性

2. 体内の酸・塩基平衡

(1) 体内の酸・塩基度

生体内で行われる代謝の結果，酸性の代謝産物や中間代謝産物が絶えず産生されて水素イオン（H^+）を供給するので，体液のpHは低下する傾向にある．代謝で生ずる酸の大部分（99%）は炭水化物や脂肪から生じる炭酸（H_2CO_3）で，残りの1%は蛋白質から生じる硫酸（H_2SO_4）やリン酸（H_3PO_4）あるいは炭水化物・脂肪の中間代謝物質（乳酸，ケトン体）である．

酵素によって触媒される代謝反応のほとんどはpHに非常に敏感で，細胞外液では7.4±0.05，細胞内液では7.2±0.05の正常範囲内に保たれるよう，厳密に調節されている．しかし，さまざまな原因で体液のpHが正常範囲を超えて低くなる（酸性側に傾く）ことをアシドーシス，逆に高くなる（アルカリ性が強まる）ことをアルカローシスといい，病的症状が現れる．動脈血のpHが7.0以下，あるいは7.7以上になると，生命が危険となる．

体液のpHを一定範囲に保つための重要な3つの調節機構は，緩衝系，呼吸および腎臓によるものである（図16.2.1, 表16.2.1）．

(2) 緩衝系による調節

体液のpHを一定に保つシステムを緩衝系と呼び，細胞内ではリン酸，細胞外では炭酸といった弱酸性物質が関与している．蛋白質にも緩衝作用があり，赤血球に含まれるヘモグロビンは炭酸に対する緩衝作用を有する．

血液中には代謝で生じた大量のCO_2が流入し，H^+を遊離した重炭酸イオン（HCO_3^-）が多く含まれている．赤血球内のCO_2濃度は炭酸脱水素酵素によって低く保たれているので，CO_2は拡散によって赤血球内に移動し，H^+とHCO_3^-濃度が上昇する．しかし，H^+は酸素を放したヘモグロビンと結合して中和され，残ったHCO_3^-は濃度勾配にしたがって血漿中に出て，酸の中和に利用される．血中のHCO_3^-はH^+を処理するので，予備アルカリと呼ばれる．

血漿中の蛋白質（主にアルブミン）は，H^+を$-COO^-$基で，OH^-を$-NH_3^+$基で吸収することにより緩衝作用を示す．血液がアルカリ側に傾くときは，蛋白質を介する血液緩衝系が重要となる．

細胞内にはリン酸と蛋白質が多いので，これらを介する緩衝系が働くが，細胞外液の緩衝系より反応が遅く，2～4時間かかる．

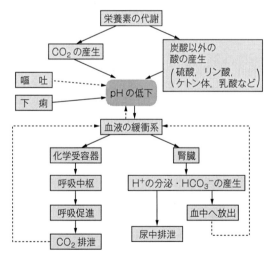

図16.2.1 体液の酸・塩基平衡の調節機構
実線の矢印は促進，破線の矢印は抑制または負のフィードバックを表す．

表16.2.1 アシドーシス，アルカローシスの血液にみられる一次性変化と代償性変化

	pHの変化	一次性変化	代償性変化
呼吸性アシドーシス	低下	PCO_2増加	HCO_3^-増加（腎性代謝）
呼吸性アルカローシス	上昇	PCO_2減少	HCO_3^-減少（腎性代謝）
代謝性アシドーシス	低下	HCO_3^-減少	PCO_2減少（呼吸性代償）
代謝性アルカローシス	上昇	HCO_3^-増加	PCO_2増加（呼吸性代償）

(3) 呼吸による調節

血液のpHは，以下のヘンダーソン・ハッセルバルヒの式で決まる．

$$pH = 6.1 + \log\frac{[HCO_3^-](mEq/L)}{0.03 \times PCO_2(mmHg)}$$

換気量の減少で血中CO_2分圧（PCO_2）が上昇してpHが低くなるのを呼吸性アシドーシスという．逆に，換気量の増加で血中PCO_2が下降し，pHが高くなるのを呼吸性アルカローシスという．

HCO_3^-は血液のpHを維持するのに重要であるが，代謝異常によって体内のHCO_3^-が減少（H^+が増加）するのが代謝性アシドーシス，HCO_3^-が増加（H^+が減少）するのが代謝性アルカローシスである．

健常状態では，$[Na^+-(Cl^-+HCO_3^-)] \leq 12$当量mEq/Lの関係式が成立し，主要な陽イオンと陰イオンとの差という意味で，アニオンギャップと呼ばれる．

代謝性アシドーシスには，下痢などによる消化管からのHCO_3^-喪失や腎尿細管からのH^+排泄障害（Cl^-がHCO_3^-の変化を補填するのでアニオンギャップは正常），あるいは腎不全に伴うリン酸・硫酸の増加，低酸素血症による乳酸増加，糖尿病によるケトン体増加（Cl^-がHCO_3^-の変化を補填しないのでアニオンギャップ増加）がある．

(4) 腎臓による調節

呼吸が早まってCO_2を多く排出した場合，血中HCO_3^-の減少を代償するため，腎臓の近位尿細管ではH^+を管内に分泌してHCO_3^-の再吸収を高める．この反応は肺における呼吸（O_2/CO_2交換）と並行して起こる．

体液が酸性側に傾くと，集合管にある間在細胞のポンプ機能が働き，A型細胞はH^+を尿中に分泌し，B型細胞は血中HCO_3^-が28 mM/L以上になると，Cl^-と交換にHCO_3^-を尿中に排泄する．この反応によって体液の酸性化を防止するが，反応開始は数時間から数日後である．

H^+はリン酸二水素イオン（$H_2PO_4^-$）かアンモニアイオン（NH_4^+）となって尿中に排泄されるため，尿はほぼ中性である．しかし，代謝が盛んで酸（乳酸，硫酸，リン酸など）の産生が増加した状態では，リン酸一水素イオン（HPO_4^{2-}）の供給量には限度があるので，NH_4^+の形で処理されるため，酸性尿になりやすい．逆に，HPO_4^{2-}の分泌量が増えるとアルカリ尿となる．

(5) 酸・塩基平衡の異常

a．アシドーシス

代謝性アシドーシスでは吐き気，嘔吐，疲労感が生じる．CO_2を放出し，アシドーシス状態を補正しようとするため，呼吸が深く，やや速くなる．アシドーシスの悪化に伴って，極度の脱力感と眠気を感じ，意識がもうろうとして，最終的にはショック，昏睡，死に至る．呼吸性アシドーシスは軽度の場合は頭痛・眠気から始まり，著しい場合は昏迷と昏睡が急激に進む．

b．アルカローシス

筋肉の緊張，痙攣や過敏などを生じ，長時間にわたって継続することがある．

c．腎不全

糸球体の病変のためリン酸などの酸性物質の排泄が十分に行われず，代謝性アシドーシスとなる．アシドーシスと重炭酸緩衝系でもたらされる高CO_2血症に対する代償で呼吸が強く刺激される．

d．嘔吐

胃酸（塩酸）の喪失（代謝性アルカローシス）が主たる病態で，血中のHCO_3^-が増大し，高CO_2血症がもたらされる．

e．過換気症候群

呼吸亢進がもたらす低CO_2血症（高O_2血症）が主な病態で，呼吸性アルカローシスになる．血中CO_2を回復させ，O_2を低下させるため，袋をかぶせる処置をする．

16 生体の恒常性

3. 体温の調節機構

(1) 恒温動物

人は恒温動物で，生きるための活動を行うためには栄養素を摂取し，それを体内で常に代謝し続ける必要がある．その代謝を触媒する酵素の活性は，37℃が最適である．さらに，身体を構成する蛋白質の中には，42℃を越えると熱凝固するものがあり，高体温は生命に危険である．特に，脳の神経細胞はいったん傷害されると修復しないので，後遺症が残る．そのため，身体には体温を一定に保つ機構が存在する．

(2) 体温と体温調節

人の身体の温度は均一ではない（図16.3.1）．

核心温度は身体中心部の体温で，直接測定できないので，便宜的に，腋窩温，口腔温，直腸温が用いられる．直腸温（温度計を肛門より7cm以上挿入）は核心温度にもっとも近く，腋窩温は約0.8℃，口腔温は約0.5℃低い．

身体には，深部体温と皮膚温の受容器があり，別の経路を経て，視床下部にある体温調節中枢に温度情報を送っている．深部体温受容器からの情報は，温度上昇を感じる温ニューロンと温度下降を感じる冷ニューロンが受けるが，前者の方が後者より多い．一方，皮膚では，温受容器より冷受容器の方が多い．

体温調節中枢は設定温度（セットポイント）より体温が低いと熱産生を，高いと熱放散を促すよう自律神経系，内分泌系，運動神経系に指令を出し，適正体温になるよう調節している．セットポイントの正常値は37.1℃である．

摂取エネルギー量の約35%は身体活動のための筋収縮に利用される．残りの約65%は体温維持のための熱産生に使われるが，最終的に体外に捨てられる．ふるえも発汗も起こらない環境（中間温度域：27〜32℃）下に裸体でいた場合の熱放散は，輻射（赤外線放射）が約60%，不感蒸散が約25%，空気への伝導が約12%，物体への伝導が約3%で，対流の割合は低い．しかし，風がある場合は対流による熱放散量が増すので，体感気温は低下する．

環境温が35℃以上になると，熱は高温から低温側に移動するので輻射，伝導，対流では熱放散ができず，発汗と蒸発のみとなる．1mLの発汗と蒸発で，約0.6kcalの熱放散が行われる．したがって，暑熱環境下で発汗ができる人ほど，暑さに強い．

(3) 発熱・解熱

体温調節中枢のセットポイント値が高くなると，そこまで体温を高めるため熱放散を上回る熱産生が必要となる．筋肉の緊張・ふるえに加えて，交感神経系の刺激によって熱産生の増加，皮膚血管の収縮による熱放散の減少が起こる．これ

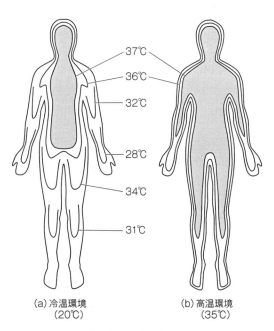

(a) 冷温環境　　　(b) 高温環境
　　(20℃)　　　　　　(35℃)

図16.3.1　体温の分布

①脳と生命維持に必須の臓器が集まる身体中心部の体温は核心温度と呼ばれ，環境温が変動しても37℃とほぼ一定である．
②皮膚や筋肉の温度を外殻温度という．寒暖な状況では核心温度を保つため，皮膚や筋肉など身体の外界に近い部分を使って熱産生量や熱放散量を調節するので，外殻温度は環境温によって大きく変動する．

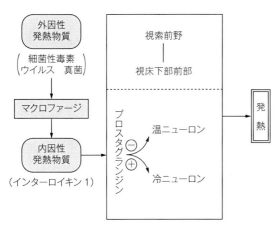

図16.3.2 発熱の機序

① 細菌性毒素，ウイルス，真菌などの外因性発熱物質，およびこれらによって活性化された免疫細胞（主としてマクロファージ）が遊離する内因性発熱物質（インターロイキン1）が体温調節中枢に作用し，プロスタグランジンD_2（PG-D_2）産生を促す．
② PG-D_2は睡眠を誘発するので，発熱時は眠くなる．
③ アスピリンなどの非ステロイド性抗炎症薬（NSAIDs：解熱鎮痛薬）はPG-D_2産生を抑制して解熱作用を示す．しかし，体温が1℃高まると代謝は約15％上昇し，免疫力が高まるので，38℃まではNSAIDsを使用しないことが望ましい．

が発熱で，体温上昇の過程でしばしば，悪感と呼ばれる不快な寒さを感じる．発熱の多くは感染症によって起こる（図16.3.2）．

体温が上昇した後，セットポイント値が急激に正常値に戻ると，体温を下げるように，筋肉は弛緩して熱産生は減少し，皮膚血管の拡張や大量発汗により熱放散が増加する．これが解熱である．

(4) 体温の生理的変動

a．日内変動

体温は1日を周期とする変動を示し，普通は，午前4時が最低，午後4時が最高で，その変動幅は0.7〜1.0℃である．

b．年齢

新生児は体温調節中枢が未発達，体重に対する体表面積が大きい，皮下脂肪が少ない，発汗機能が低いなどのため，高温下では体温が上がりやすい．また，新生児は，出生時の急激な体温低下に備えて，燃焼しやすい褐色脂肪組織を大量に保有している．高齢者は代謝が低いので，体温，特に最高体温が低くなりやすい．

c．性周期

月経周期を示す女性の体温は，卵胞期（月経後）に低く，黄体期（月経前）に高い4週間周期の変化を描き，その変動幅は0.2〜0.4℃である．また，排卵時に一過性の体温低下が起こる．

(5) 暑熱・寒冷

高温環境下に数週間いると，発汗量の増加，皮膚血流量の増加，甲状腺ホルモンの分泌減少による代謝低下が起こる．これを暑熱馴化という．逆に，寒冷環境下で長期間生活すると，主として甲状腺機能の亢進により基礎代謝が増加する．これを寒冷馴化という．

(6) 体温と病気

a．熱中症

暑熱環境に対する身体適応の障害によって起こる症状の総称で，①暑熱への曝露がある，②深部体温39℃以上または腋窩体温38℃以上，③脳機能・肝腎機能・血液凝固のいずれか1つでも異常徴候がある，の3条件を満たすとされている．熱中症の症状には，高体温，発汗異常（大量発汗に続いて，発汗量の減少が起こる）などに加えて，めまい，失神，頭痛，悪心・嘔吐，痙攣などがみられる．嘔吐や痙攣は大脳による脳幹や脊髄への抑制が弱まったことを意味するので脳機能障害が疑われ，後遺症が残ることがある．

制汗剤に含まれるメントールは，皮膚の冷覚ニューロンを刺激して冷覚として認識され，皮膚血管の収縮と発汗を抑制して熱放散量の減少を引き起こす．暑熱環境下で制汗剤を使用すると，熱中症のリスクが高まるので危険である．

b．低体温症

核心温度が生体活動の維持に必要なレベルを下回ったときに生じるさまざまな症状の総称で，人では直腸温が35℃以下になった場合に低体温症と診断される．眠気，筋肉のこわばりなどが起こり，最終的に凍死に至る．

【栗原　久】

索　引

欧　字

ACTH　96
ADL（activities of daily living）　6
AGE（advanced glycation end products）　17
α運動神経　31
ALS　120
ANP　105
AS（aortic stenosis）　141
ASD（atrial septal defect）　139

B型肝炎　69
B細胞　55
BNP　105

C型肝炎　69
capping　133
CKD（chronic kidney disease）　80
CoA（coarctation of the aorta）　141
COPD　73, 77

DIC　53
DNA　10
DNA複製　13

ECD（endocardial cushion defect）　139

FSH　88, 96

γ運動神経　31
γ-グロブリン　55
GH　96
GnRH　88

HMSN（Hereditary Motor & Sensory Neuropathy）　134

I-PPS　91
ICF　5

LH　88, 90, 96
LH-RH　90

Na$^+$-K$^+$ポンプ　143

PDA（patent ductus arteriosus）　139
PMS　92
PRL　96
PS（pulmonary stenosis）　141
PTH　98

RAA系　101
RDS　139

S状結腸　66
S状結腸癌　67
SRY遺伝子　87

TA（tricuspid aresia）　141
TAPVR（total anomalous pulmonary venous return）　140
TGA（complete transposition of the great atrteries）　140
TOF（tetralogy of Fallot）　140
TSH　96

VSD（ventricular septal defect）　138

あ　行

アイゼンメンガー症候群　139
アキレス腱　39
悪性線維性組織球症　135
アクチン　31
アシドーシス　144
アダムのリンゴ　75
圧覚　122
アデニン　13
アドレナリン　101
アニオンギャップ　145
アブミ骨　128
アポクリン腺　124
アミラーゼ　59
アルカローシス　144
アルコール性肝炎　69
アルツハイマー病　109
アルドステロン　100
アルドステロン分泌　101
鞍関節　29
アンジオテンシン　82
アンドロゲン　100

胃　56, 62
胃潰瘍　63
胃癌　63
移行上皮　14, 80
胃腺　56, 62
胃体部　62
Ia群線維　31
Ib群線維　31
I型コラーゲン　133
一次骨化　132
胃底部　62
いぼ　123
いぼ痔　67
陰核　92
陰茎　90
インスリン　104
咽頭　56, 59, 60, 72, 75
陰囊　90
陰部神経　84
インフルエンザ　77

ウィリアムズ症候群　138
ウィリス動脈輪　46, 112
ウイルス性肝炎　69

ウイルス性肺炎　77
ウェルドニッヒ・ホフマン病　120
ウェルニッケ野　109
うおのめ　123
ウォルフ管　87
烏口腕筋　37
う歯　59
鬱血性心不全　138
運動神経　106
運動反射　117

永久歯　59
会陰　92
腋窩温　146
腋窩神経　36
腋窩動脈　46
腋臭症　124
液性免疫　55
エクリン腺　122, 124
エストロゲン　88, 102
エナメル質　59
エリクソンの発達段階説　4
エリスロポエチン　82, 105
遠位　8
遠位尿細管　82
嚥下　58, 60, 75
嚥下反射　61
遠視　127
延髄　106, 108, 110
──の呼吸中枢　78
円柱上皮　56

横隔膜　2, 34, 76
横行結腸　66
黄色骨髄　17
黄体期　88
黄体形成ホルモン（LH）　88, 90, 96
黄体形成ホルモン放出ホルモン（LH-RH）　90
黄体ホルモン　88
黄疸　69, 70
嘔吐　63, 145
横突起　21
黄斑　126
横紋筋肉腫　135
横紋構造　31
悪感　147
オキシトシン　96, 125
オスグッド-シュラッター病　134
オステオカルシン　133
オステオン　16
おたふくかぜ　59
オッディ括約筋　70
オプソニン作用　55
親知らず　59
温度覚　122

か 行

下位運動ニューロン障害　106
回外　8, 28
外寛骨筋　38
外肛門括約筋　66
外呼吸　72
外耳　128
外耳道　128
外性器　90, 92
外旋　8
回旋筋腱板　36
外側　8
外側楔状骨　26
外側溝　108
外側翼突筋　32
回腸　64
外腸骨動脈　46
外転　8, 28
回内　8, 28
外尿道括約筋　84
灰白質　109
外反膝　134
外反足　134
外反肘　134
外鼻　74
外腹斜筋　34
解剖学的正位　8
外肋間筋　34
下咽頭　60
下顎骨　20
下顎神経　32
化学調節　78
下顎頭　20
過活動膀胱　81
過換気症候群　145
下気道　72
蝸牛管　128
核　10
角質層　122
核小体　10
核心温度　146
核膜　10
角膜　126
下行結腸　66
下行性伝導路　116
下行大動脈　46
下肢　19, 26
下肢帯　19
下肢帯部　26
下垂体　94, 96
ガス交換　72
ガストリン　63
仮性球麻痺　111
加速度病　129
下腿三頭筋　39
下大静脈　42
下腿部　26
下腿浮腫　43
仮椎　21
顎下腺　59
滑膜性連結　28
滑面小胞体　10
カテコールアミン　100
可動性連結　28
可動椎　21

下鼻甲介　20
過敏性大腸炎　67
下腹神経　84
カリクレイン　105
カルシトニン　98
仮肋　22
肝炎　69
眼窩　20
感覚器系　3
感覚神経　106
肝鎌状間膜　68
肝管　68
肝癌　69, 70
含気骨　18
眼球　126
眼球運動　127
間欠性跛行　121
眼瞼　127
肝硬変　69
寛骨　23, 26
肝細胞　68
緩衝系　144
冠状溝　42
管状骨　18
冠状静脈　42
冠状静脈洞　42
杆状体細胞　127
冠状動脈　42
肝静脈　68
肝小葉　68
関節　28
関節窩　28
関節腔　28
関節頭　28
関節軟骨　28
関節包　28
汗腺　124
完全大血管転位症（TGA）　140
肝臓　68
乾燥肌　123
環椎　21
肝動脈　68
管内液　142
間脳　106, 108, 110
眼房水　127
間膜　57
顔面筋　32
顔面神経　32
顔面頭蓋　20
肝門　68
寒冷馴化　147
関連痛　118

気管　72, 76
気管支　72
気管支炎　76
気管支静脈　76
気管支喘息　77
気管支動脈　76
気管支粘膜　76
気管軟骨　76
気管分岐　76
起始　31
奇静脈系　48
キーゼルバッハ部位　74
基礎体温　89

基底核　109, 112
気道　72
キヌタ骨　128
嗅覚　130
嗅覚障害　131
球関節　29
嗅球　131
球形囊　128
嗅細胞　131
吸収上皮細胞　64
急性灰白髄炎　120
急性膵炎　71
急性副鼻腔炎　74
吸息筋　34
球麻痺　111
橋　106, 108, 110
胸郭　19, 22, 78
胸郭下口　22
胸郭上口　22
胸腔　2, 22, 78
頰骨　20
胸骨　22
胸骨体　22
胸骨柄　22
胸鎖乳突筋　32
胸神経　118
胸髄　106
胸腺　54
胸大動脈　46
強直性痙攣　120
胸椎　20, 22
頰粘膜　58
胸部　2, 19
胸部内臓　22
胸膜　78
強膜　126
胸膜腔　78
棘下筋　36
棘上筋　36
局所麻酔　121
棘突起　21
距骨　26
キラーT細胞　55
ギラン・バレー症候群　121
筋　30
　胸部の――　34
　頸部の――　32
　腰部の――　35
　腹部の――　34
近位　8
筋萎縮性側索硬化症（ALS）　120
近位尿細管　82
筋系　3
筋原性萎縮　31
筋原線維　31
近視　127
筋線維　15, 31
筋組織　15
筋皮神経　36
筋紡錘　31

グアニン　13
空腸　64
クーゲルベルグ・ヴェランダー病　120
唇　58
屈曲　8, 28

屈曲反射　117
屈筋支帯　37
クッシング症候群　100
クモ膜　114
クモ膜下腔　114
グリア細胞　15
グルカゴン　104
グロブリン　53

毛　122
頸管粘液　89
経口補水液　143
脛骨　19, 26
脛骨神経　39
脛骨動脈　46
頸神経　118
頸髄　106
脛側　8
頸椎　20
頸動脈小体　78
頸動脈洞　46
頸動脈洞圧受容器　46
頸部　2, 19
劇症肝炎　69
血圧　40
血液　52
　——のpH　145
血液幹細胞　50
血液循環　44
血液組織　15
結核　77
血管　40
血管腫　135
血管抵抗　136
血管壁　40
月経　88
月経期　88
月経周期　88
結合組織　14
結合組織性骨発生　16
血色素　51, 77
血漿　52, 142
月状骨　24
血小板　50, 52
血中アルブミン　53
結腸　66
結腸ヒモ　66
結膜　127
解熱　147
下痢　67
健康　5
肩甲下筋　36
肩甲挙筋　35
肩甲骨　19, 24
健康老化　4
剣状突起　22
減数分裂　12
瞼板　127
腱紡錘　31

好塩基球　52
恒温動物　146
口蓋　58
口蓋骨　20
口蓋垂　58
口蓋扁桃　58

後角　117
高カルシウム血症　133
睾丸　90
交感神経　106, 119
咬筋　32
口腔　56, 58, 60, 72
口腔温　146
口腔底　58
高血圧　40
抗原提示　55
硬口蓋　58
後交通動脈　112
虹彩　126
好酸球　52
高山病　77
甲状腺　94, 98
甲状腺刺激ホルモン（TSH）　96
甲状腺ホルモン　98
口唇　58
梗塞　45
後大脳動脈　112
好中球　52
高張性脱水症　143
喉頭　72, 75
喉頭蓋　61, 75
喉頭蓋炎　75
喉頭腔　75
喉頭口　60, 75
後頭骨　20
喉頭軟骨　75
喉頭部下端　75
後頭葉　108
更年期　92
更年期障害（PMS）　92, 94
広背筋　35
後腹膜臓器　57
硬膜　114
硬膜外出血　115
硬膜下血腫　115
硬膜下出血　115
肛門　56, 66
肛門粘膜脱　67
高リン血症　133
誤嚥　61
誤嚥性肺炎　61, 77
股関節　23
呼吸　78
呼吸運動　72
呼吸器系　3, 72
呼吸窮迫症候群（RDS）　139
呼吸筋　72
呼吸性アシドーシス　145
呼吸性アルカローシス　145
呼吸調節　78
国際生活機能分類（ICF）　5
国際前立腺症状スコア（I-PPS）　91
黒質　112
鼓室　128
呼息筋　34
骨化　16
骨格　18
骨格筋　30
骨格系　3
骨芽細胞　16
骨型アルカリフォスファターゼ　133
骨幹端　133

骨形成不全症　134
骨結合　28
骨質　16
骨腫瘍　135
骨髄　16, 17, 50
骨髄移植　51
骨髄外造血　50
骨折
　——小児の　135
骨線維肉腫　135
骨組織　14
骨単位　16
骨端骨　133
骨端症　134
骨端線　133
骨端軟骨　16, 28
骨肉腫　135
骨盤腔　2, 23
骨盤神経　84
骨盤内臓　23
骨膜　16
骨迷路　128
ゴナドトロピン　88
鼓膜　128
コラーゲン線維結合　28
ゴルジ腱器官　31
ゴルジ体　10
コルチゾール　100
コレステロール　70

さ　行

細気管支　72
細菌性肺炎　77
臍静脈　45, 136
再生不良性貧血　51
細動脈　136
細胞　10
細胞外液　142
細胞質　10
細胞周期　13
細胞性免疫　55
細胞内液　142
細胞内小器官　10
細胞分裂　12
細胞膜　10
サイロキシン（T_4）　98
杯細胞　64
鎖骨　19
坐骨　23, 24, 26
坐骨神経　38
三角筋　36
三角骨　24
三叉神経　32
三尖弁　42
三尖弁閉鎖（TA）　141

耳介　128
痔核　48
視覚器　126
耳下腺　59
歯冠　59
耳管咽頭口　60
色覚異常　127
子宮　92
子宮癌　93

子宮頸癌　93
糸球体　82
子宮体癌　93
子宮内膜　89
子宮内膜癌　93
子宮内膜症　92
軸索　15
軸性骨格　19
軸椎　21
歯頸（部）　59
刺激伝導系　42
歯垢　59
指骨　19
趾骨　19
篩骨　20, 24, 26
歯根　59
歯根膜　59
視細胞　127
四肢　2
歯周病　59
視床　112
視床下核　112
視床下部　94, 96
耳小骨　128
視床出血　112
視床痛　112
矢状面　8
歯髄　59
耳石器　128
脂腺　124
歯槽骨　59
歯槽膿漏　59
舌　58
膝蓋腱反射　117
膝蓋骨　19
膝窩動脈　46
室間孔　114
児童期　87
シトシン　13
歯肉　59
脂肪肝　69
脂肪腫　135
脂肪組織　14
脂肪肉腫　135
シミ　122
指紋　122
視野　127
斜角筋群　33
斜角筋隙　33
尺側　8
車軸関節　29
尺骨　19, 24
尺骨神経　37
シャルコー-マリー-トゥース病　134
縦隔　78
自由下肢骨　19
集合管　82
舟状骨　24, 26
自由上肢　24
自由上肢骨　19
重層上皮　14
重層扁平上皮　14, 56
十二指腸　62, 64
十二指腸腺　64
終脳　108
絨毛　136

手根管　37
手根骨　19, 24
種子骨　18
樹状突起　15
受精　86
手部　24
受容体　94
循環器系　3, 40
上位運動ニューロン障害　106
小陰唇　92
上咽頭　60
小円筋　36
消化管　56
消化器官　56
消化器系　3
上顎骨　20
消化腺　56
松果体　97
小汗腺　124
上気道　72
小胸筋　34
上行結腸　66
上行性伝導路　116
上行大動脈　46
踵骨　26
小骨盤　23
上肢　19, 24
小指球筋　37
硝子体　127
上肢帯　19
上肢帯部　24
硝子軟骨　28
掌側　8
上大静脈　42
小唾液腺　59
小腸　56, 64
小殿筋　38
小脳　106, 110
小脳虫部　110
小脳半球　110
上皮小体　98
上皮小体ホルモン（PTH）　98
上皮組織　14
小胞体　10
静脈　40, 45
静脈管　45, 136
静脈系　48
静脈血　45
静脈瘤　48
小網　57
小葉間胆管　68
小菱形骨　24
小弯　62
上腕筋　37
上腕骨　19, 24
上腕三頭筋　37
上腕二頭筋　37
上腕部　24
食道　56, 61, 62
食道癌　61
食道静脈瘤　48
植物状態　111
鋤骨　20
女性生殖器　92
女性ホルモン　102
触覚　122

暑熱馴化　147
ショパール関節　26
白髪　123
自律神経　106
自律神経系　119
自律神経失調症　121
自律反射　117
視力　127
シルビウス裂　108
白目　126
皺　123
深　8
腎盂　82
腎盂腎炎　81
心筋　30, 42
伸筋支帯　37
神経系　3, 106
神経細胞　10, 15
神経細胞体　15
神経鞘腫　135
神経組織　15
神経頭蓋　20
神経変性疾患　111
腎結石　81
心室　42
心室中隔　42
心室中隔欠損症（VSD）　138
心室壁　42
心周期　43
心収縮期　40
腎小体　82
深静脈　48
腎静脈　82
腎錐体　82
新生児期　87
心臓　42
　　――の神経　43
腎臓　80, 82
心タンポナーデ　43
真椎　21
伸展　8, 28
浸透圧　142
腎動脈　82
心内膜床　139
心内膜床欠損症（ECD）　139
腎乳頭　82
腎杯　82
心拍動　40
真皮　122
深腓骨神経　39
腎不全　145
深部体温　146
心房　42
心房性利尿ペプチド（ANP）　105
心房中隔　42
心房中隔欠損症（ASD）　139
心房壁　42
心膜　42
唇裂口蓋裂　58
真肋　22

膵アミラーゼ　71
随意筋　15
膵液　70, 71
髄液　114
髄核　20

膵管　64, 70, 71
膵癌　71
髄質　82
水晶体　126
錐状体細胞　127
水素イオン　144
膵臓　71, 94
錐体交差　110
膵体部　71
水頭症　115
膵頭部　71
膵尾部　71
水平面　8
髄膜　114
髄膜炎　115
スキャモンの発達曲線　4
スプーン爪　123

精管　90
精子　10, 86, 90
正視　127
性周期　88
生殖器　86
生殖器系　3
成人期　87
精神性発汗　124
性腺刺激ホルモン放出ホルモン　88
精巣　90, 94
精巣決定因子　87
精巣上体　90
声帯　75
声帯裂　75
正中神経　37
正中面　8
成長　4, 87
成長軟骨　132
成長ホルモン（GH）　96
青年期　87
精囊　90
正の（ポジティブ）フィードバック　94
性分化　86
生理食塩水　142
生理的萎縮　31
生理的狭窄部　61
赤色骨髄　17, 50
脊髄　106, 116
脊髄小脳変性症　111, 120
脊髄神経　118
脊髄性ショック　120
脊髄性進行性筋萎縮症　120
脊髄切断・損傷　120
脊髄反射　116
脊柱　19, 20
脊柱管　2, 21
脊柱管狭窄症　121
脊柱起立筋群　35
舌下腺　59
赤血球　50, 52
舌骨　20
舌骨筋群　32
舌根　59
舌根部　75
舌小体　58
舌尖　58
舌体　58
設定温度　146

セットポイント　146
舌扁桃　59
浅　8
線維性結合　28
線維腺症　125
線維肉腫　135
線維輪　20
前角　117
腺癌　93
前交通動脈　112
仙骨　19, 20, 23
仙骨神経　118
線条体　112
染色糸　10, 12
仙髄　106
喘息　76
腺組織　14
前大脳動脈　46, 112
仙腸関節　23
仙椎　20
先天性股関節脱臼　134
先天性心疾患　138
先天性多発性関節拘縮症　134
先天性風疹症候群　138, 139
蠕動運動　56, 61, 64
前頭骨　20
前頭側頭葉変性症　109
前頭面　8
前頭葉　108
浅腓骨神経　39
腺扁平上皮癌　93
線毛上皮　76
前立腺　81, 84, 90
前立腺癌　91
前立腺肥大症　90
前腕部　24

象牙質　59
造血幹細胞　50
造血機能　50
臓側腹膜　56
総胆管　64, 70
総腸骨動脈　46
総動脈幹症　140
総肺静脈還流異常症（TAPVR）　140
僧帽筋　35
僧帽弁　42
足弓　26
足根管　39
足根骨　19, 26
側頭筋　32
側頭骨　20
側頭葉　108
側頭鱗　20
側脳室　114
足部　26
側副血行路　49
側弯症　134
鼠径靭帯　34
組織　14
組織液　142
組織呼吸　72
咀嚼　56, 58
咀嚼筋　32
疎性結合組織　14
ソバカス　122

ソマトスタチン　104
粗面小胞体　10

た　行

大陰唇　92
体液　142
　──のpH　144
　──の恒常性　142
　──の組成　142
体液浸透圧調節系　143
体液量　142
大円筋　36
体温　146
　──の生理的変動　147
体温調節　124, 146
胎芽　87
体幹　2, 19
大汗腺　124
大胸筋　34
対光反射　126
大骨盤　23
体細胞分裂　12
第三脳室　114
体肢　19
胎児　87
胎児循環　45
代謝　68
代謝性アシドーシス　145
代謝性アルカローシス　145
体重増加不良　138
大十二指腸乳頭　64, 70
体循環　40, 44, 136
大静脈系　48
胎生循環　136
体性神経　106
大腿筋膜張筋　38
大腿骨　19, 26
大腿骨頭すべり症　134
大腿四頭筋　39
大腿神経　38
大腿動脈　46
大腿二頭筋　39
大腿部　26
大腸　56, 66
大腸癌　67
大殿筋　38
大動脈弓　46
大動脈縮窄症（CoA）　141
大動脈小体　78
大動脈弁　42
大動脈弁狭窄症（AS）　141
大脳　106, 108
大脳髄質　108
大脳皮質　108
胎盤　136
大網　57
大翼　20
第四脳室　114
大理石骨病　134
大菱形骨　24
大弯　62
ダウン症候群（ダウン症）　134, 138, 139
唾液　59
唾液腺　56, 59
楕円関節　29

多角形小葉 76
多血症 53
たこ 123
多軸性関節 29
脱髄性ニューロパチー 121
多頭筋 30
多発性硬化症 120
多腹筋 30
樽状胸 23
多列線毛上皮 14
単関節 28
単球 52
短骨 18
単軸性関節 29
胆汁 68, 70
胆汁酸 68, 70
男性生殖器 90
男性ホルモン 90, 102
胆石 70
胆石疝痛 70
単層円柱上皮 14
淡蒼球 112
単層上皮 14
単層扁平上皮 14
胆嚢 70
胆嚢管 70
短絡性疾患 138

チアノーゼ 122
チアノーゼ型疾患 138
恥丘 92
恥骨 23, 26
恥骨結合 23, 28
智歯 59
腟 92
腟前庭 92
チミン 13
着床 86
中咽頭 60
中間楔状骨 26
中耳 128
中耳炎 129
中手筋 37
中手骨 19, 24
中心窩 126
中心管 116
中腎管 86
中心溝 108
中心体 12
中心乳糜管 64
中腎傍管 86
虫垂 66
中枢神経 106
中足骨 19, 26
中大脳動脈 46, 112
中殿筋 38
肘内障 134
中脳 106, 108, 110
中脳水道 114
聴覚 128
聴覚器 128
腸間膜 57
蝶形骨 20
長骨 18
腸骨 23, 26
腸重積 67

腸絨毛 64
腸腺 56, 64
蝶番関節 29
腸閉塞 67
腸腰筋 38
直腸 66
直腸温 146
直腸癌 67

椎間円板 20, 28
椎間孔 21
椎間板ヘルニア 121
椎弓 21
椎孔 21
椎骨 20
椎骨動脈 46, 112
椎体 20
痛覚 122
ツチ骨 128
土踏まず 26
爪 123

低カルシウム血症 133
停止 31
底側 8
低体温症 147
低張性脱水症 143
デオキシピリジノリン 133
テストステロン 90, 102
テロメア 13
電解質コルチコイド 100

頭蓋 19
頭蓋冠 20
頭蓋腔 2, 20
頭蓋骨 20
頭蓋底 20
頭頸部 2
洞（洞房）結節 42
動原体 12
橈骨 19, 24
橈骨神経 36
糖質コルチコイド 100
豆状骨 24
頭側 8
橈側 8
糖蛋白 11
頭頂後頭溝 108
頭頂骨 20
頭頂葉 108
糖尿病性網膜症 127
頭部 2
動脈 40, 45
　体表から触れる── 41
動脈管 45, 136, 139
動脈管開存症（PDA） 139
動脈系 46
動脈血 45
動脈血圧 40
動脈硬化症 41
特異的反応 55
ドーパミン 111
ドライアイ 127
トリプシノーゲン 71
トリプシン 71
トリヨードサイロニン（T_3） 98

な 行

内寛骨筋 38
内頸動脈 112
内肛門括約筋 66
内呼吸 72
内耳 128
内性器 90, 92
内旋 8
内臓筋 30
内臓頭蓋 20
内側 8
内側楔状骨 26
内側翼突筋 32
内腸骨動脈 46
内転 8, 28
内軟骨性骨化 132
内尿道括約筋 84
内反膝 134
内反足 134
内反肘 134
内部環境 142
内腹斜筋 34
内分泌系 3, 94
内包 112
内肋間筋 34
涙 127
軟口蓋 58
軟骨異栄養症 134
軟骨結合 28
軟骨骨化 16
軟骨組織 15
軟骨肉腫 135
軟骨無形成症 134
難聴 129
軟膜 114

ニキビ 124
II群線維 31
ニコチン依存症 73
二軸性関節 29
二次骨化 132
二重支配 119
日常生活動作（ADL） 6
二分脊椎 116, 134
日本人小児標準化TW2-RUS法 132
日本人標準骨年齢アトラス 132
乳癌 125
乳歯 59
乳児期 87
乳汁 125
乳腺 125
乳腺炎 125
乳腺症 125
尿管 80, 82
尿管結石 81
尿失禁 85
尿生殖洞 86
尿道 80, 84
尿道球腺 90
尿路 80
尿路感染症 81
妊娠 86

ヌクレオチド 13
ヌーナン症候群 141

ネガティブ（負の）フィードバック　88
熱中症　147
熱放散　146

脳　106
脳幹　108, 110
脳血管　112
脳血管障害　112
脳梗塞　112
脳室　114
脳出血　112
脳神経　106, 118
脳性麻痺　134
脳卒中　112
脳底動脈　112
脳頭蓋　20
乗り物酔い　129
ノルアドレナリン　101

は 行

歯　59
肺　72, 76
バイエル板　64
肺炎　76, 77
肺気腫　77
肺胸膜　78
肺呼吸　72
肺循環　40, 44, 136
肺静脈　42
肺尖　76
背側　8
肺底　76
肺動脈狭窄（PS）　141
肺動脈弁　42
肺胞　72
肺胞内膜　72
肺門　72, 76
廃用性萎縮　31
排卵　88
排卵期　88
パーキンソン病　111
白質　109
白癬症　123
白内障　127
白斑　123
禿　123
破骨細胞　16
播種性血管内凝固症候群（DIC）　53
破傷風　120
バセドウ病　98
バソプレシン　96
バソプレシン分泌　142
発育性股関節形成不全　134
白血球　52
白血球型（HLA型）適合　51
白血病　50
発声　58, 72
発生　86
発達　4
発達段階　4
発熱　147
鳩胸　23
鼻　74
ハバース管　16
ハムストリングス　38

半月弁　42
半腱様筋　39
反張膝　134
半膜様筋　39

被殻　112
被殻出血　112
皮下組織　122
引きつけ　120
鼻腔　60, 72, 74
腓骨　19
尾骨　19
鼻骨　20, 23, 26
尾骨神経　118
鼻根　74
皮質下性認知症　109
皮質性認知症　109
脾腫　48
尾状核　112
皮静脈　48
尾髄　106
ヒス束　42
鼻尖　74
鼻前庭　74
腓側　8
尾側　8
ビタミンD　122
左鎖骨下動脈　46
左総頸動脈　46
鼻中隔　74
尾椎　21
ピック病　109
非特異的反応　55
ヒト脳性利尿ペプチド（BNP）　105
泌尿器系　3, 80
鼻粘膜　74
鼻背　74
皮膚　122
皮膚温　146
腓腹筋　39
皮膚腺　124
皮膚分節　118
飛蚊症　127
表情筋　32
病的老化　4
表皮　122
鼻翼　74
ヒラメ筋　39
ピリジノリン　133
ビリルビン　68, 70
鼻涙管　74
貧血　52

ファロー四徴症（TOF）　140
フィードバック機構　88, 94
フィブリノーゲン　53
フェロモン　131
フォルクマン管　16
フォルクマン拘縮　135
不規則（形）骨　18
腹横筋　34
複眼器　126
複関節　28
腹腔　2
副睾丸　90
副交感神経　106, 119

副甲状腺　94
副腎　94, 100
副腎皮質刺激ホルモン（ACTH）　96
腹水　57
腹側　8
腹大動脈　46
腹直筋　34
副鼻腔　74
腹部　2
腹膜　56
腹膜腔　57
腹膜垂　67
腹膜内臓器　56
フケ　124
浮腫　143
不随意筋　15
付属骨格　19
付属生殖器　90
プチアリン　59
二日酔い　69
不動性連結　28
不動椎　21
負の（ネガティブ）フィードバック　94
浮遊肋　22
ブラウン・セカール症候群　120
フリードリッヒ失調症　120
プルキンエ線維　42
ブルンネル腺　64
プロカイン　121
ブローカ野　109
プロゲステロン　88, 103
プロスタグランジン　105
プロラクチン（PRL）　96, 125
分節運動　56, 64
糞便　67
噴門　62
噴門切痕　62
分離すべり症　120
平滑筋　15, 30
平衡覚　128
閉鎖神経　38
閉塞性疾患　138
平面関節　29
壁側胸膜　78
壁側腹膜　56
ペースメーカー　42
ペニス　90
ペプシノーゲン　62
ペプシン　62
ペプチダーゼ　64
ヘモグロビン　51, 77
ペルテス病　134
ヘルパーT細胞　55
ヘルペス感染症　121
変形性関節症　28
便失禁　67
変性すべり症　120
ヘンダーソン・ハッセルバルヒの式　145
扁桃　54
扁桃体　131
便秘　67
扁平胸　23
扁平骨　18
扁平上皮癌　93

ヘンレのわな　82

膀胱　80, 84
膀胱炎　81
膀胱癌　81
縫工筋　39
膀胱結石　81
紡錘状筋　30
紡錘体　12
ボウマン嚢　82
頬　58
ホクロ　122
母指球筋　37
ポジティブ（正の）フィードバック　88
ボタロ管　45, 139
骨　16
　──のリモデリング作用　16
ホメオスタ(ー)シス　121, 142
ポリオ　120
ホルモン　88, 94
　視床下部からの──　96
　膵島の──　104

ま 行

膜性骨化　132
膜内骨化　16
膜迷路　128
マクロファージ　10, 55
マジャンディ孔　114
睫毛　127
末梢化学受容器　78
末梢神経　106
末梢神経系　118
マメ　123
マリオット盲点　127
マルターゼ　64
慢性気管支炎　77
慢性骨髄性白血病　53
慢性腎臓病（CKD）　80
慢性心不全　43
慢性腎不全　80
慢性副鼻腔炎　74
慢性閉塞性肺疾患（COPD）　73, 76, 77

ミオシン　31
味覚　130
味覚器　130
味覚障害　130
味覚性発汗　124
水収支　142
密性結合組織　14
ミトコンドリア　10
未分化神経外肺葉性腫瘍（PNET）　135
耳鳴り　129
脈拍　41

脈絡叢　114
脈絡膜　126
ミュラー管　87
味蕾　59, 130

虫歯　59

迷走神経　78
メタボリックシンドローム　95
メニエール症候群　129
めまい　129
メラトニン　97
メラニン細胞　122
免疫記憶　55
免疫機構　54
免疫系　3

毛細血管　40
毛細血管・毛細血管網　40
毛細胆管　68
盲腸　66
盲点　127
網膜　126
毛様体　126
門脈　68
門脈圧亢進症　48
門脈系　40, 48
モンロー孔　114

や 行

夜間ヘモグロビン尿症　51
薬剤性肝炎　69

ユーイング肉腫　135
優位脳　109
有鈎骨　24
有頭骨　24
幽門　62
幽門括約筋　62, 63
幽門部　62
輸出細動脈　82
輸入細動脈　82

腰神経　118
腰髄　106
腰椎　20
腰椎穿刺　116
腰椎分離症　120
腰部　19
ヨード　98
予備アルカリ　144

ら 行

ライディッヒ細胞　102

卵円孔　45, 136
卵黄嚢　50
卵管　92
卵形嚢　128
ランゲルハンス島　71, 104
卵細胞　10
乱視　127
卵巣　92, 94
卵巣周期　88
卵胞期　88
卵胞刺激ホルモン（FSH）　88, 96
卵胞ホルモン　88

リスフラン関節　26
リソソーム　10
立方骨　26
リパーゼ　71
リボソーム　10
流行性耳下腺炎　59
隆椎　21
菱形筋　35
緑内障　127
リンパ管　54
リンパ球　10, 52
リンパ系　54
リンパ節　54
リンホカイン　55

涙骨　20
涙腺　127
ルシュカ孔　114

劣位脳　109
レニン　82
レニン-アンジオテンシン-アルドステロン系　101, 143
レビー小体病　109
連合伝導路　116
レンズ核　112

老視　127
漏斗胸　23
老年期　87
肋硬骨　22
肋軟骨　22, 28
肋骨　22
肋骨弓　22
肋骨突起　21
ローテーター・カフ　36

わ 行

ワキガ　124
腕頭動脈　46

人体のしくみとはたらき　　　　　　定価はカバーに表示

2015 年 3 月 25 日　初版第 1 刷
2021 年 3 月 25 日　　　第 3 刷

著者　澤　口　彰　子
　　　栗　原　敦　志
　　　桑　原　聡　一
　　　澤　口　中　聡　志
　　　田　井　清　彰
　　　玉　川
　　　西　本　由　利　子
　　　橋　下　喜　代　美
　　　山　山　万　里　枝
　　　米

発行者　朝　倉　誠　造

発行所　株式会社　朝倉書店
東京都新宿区新小川町 6-29
郵便番号　162-8707
電　話　03(3260)0141
FAX　03(3260)0180
http://www.asakura.co.jp

〈検印省略〉

ⓒ 2015〈無断複写・転載を禁ず〉　　　　　真興社・渡辺製本

ISBN 978-4-254-33008-3　C 3047　　　　　Printed in Japan

JCOPY 〈出版者著作権管理機構 委託出版物〉
本書の無断複写は著作権法上での例外を除き禁じられています．複写される場合は，
そのつど事前に，出版者著作権管理機構（電話 03-5244-5088, FAX 03-5244-5089,
e-mail: info@jcopy.or.jp）の許諾を得てください．